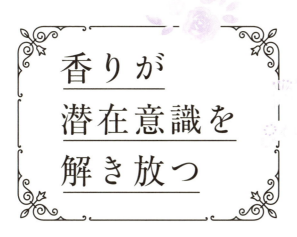

香りが
潜在意識を
解き放つ

潜在意識アロマ®開発者
森江帆乃香
Morie Honoka

KADOKAWA

はじめまして、森江帆乃香です。
わたしは、香りを使って潜在意識の思い込みを変えて、夢を叶えるメソッド（潜在意識アロマ®）を今まで20，000名以上の人にお伝えしてきました。

わたしのところに来てくださるクライアントの方々は、
「引き寄せの法則や、願望実現法を色々試したけれども、うまくいかない」
「いつもポジティブでいたいけれど、ついネガティブになってしまう」
「メンタルブロックをどうやって外したらいいかわからない」

このように、引き寄せの法則や願望実現法を色々試してみたけれども、なかなかうまくいかないと、悩んでいらっしゃる方ばかりでした。

香りは、本能をつかさどる脳の中の記憶の中枢、海馬との結びつきが強く、そのメカニズムを使って潜在意識を変えていくと、素早く結果が出るのです。

香りが脳に影響を与える時間はわずか0・2秒以下！

潜在意識はわたしたちの意識の約95%と言われていて、この膨大な意識を効率よく変えるのに、香りの力を使わない手はない。そう確信しています。

この手法を使っていただいたクライアントも嬉しい変化を遂げています。

15年間、恋愛を封印してきた40代の女性が2か月で彼ができ結婚したり、月商2万円のアロマサロンオーナーが年商8桁の売り上げを継続的に出せるようになったり、何年捜しても良い物件が見つからなかった方が、実践して1か月で、理想の物件に出会ったり、色々な願いを香りを使って叶えています。

香りを使った願望実現法についても本編でお伝えしていきます。

潜在能力を開花させる香りの力

古代から香りは、神に願いを届けるときに使われてきました。

神に願いを叶えてもらうとも言えますが、その神とは、実は本当の自分（SELF）ということができます。

願いが叶わないとき、わたしたちは、本当の自分（SELF）を忘れ、自分の可能性を制限してちっぽけな自分（self）が自分だと勘違いしています。

香りはわたしたちが本当の自分（SELF）を思い出し、本来もっている潜在能力を思い切り開花させる大きなきっかけになるパワフルなツールです。

ぜひ、香りを味方につけて、どんどんあなたの潜在能力を拡大させていっていただけたらと思います。

喉から手が出るほど知りたかった潜在意識の秘密

潜在意識が書き換わると、願いが叶う！

これは引き寄せの法則や自己啓発を学んだ方であれば、よくご存じのことかもしれません。

でも、一体それはどうしてなのか？
わたしは、そのメカニズムを深く知りたいと思い、何十年も学んだり、実践したりして、答えを探し求めていました。

そんな中、東洋哲学やその延長線上にある非二元論などに出会い、ロジカルな全体像が見えてきました。

きっと本書を手にしてくださっているあなたも、このことを知りたいという強い思いがおありだと思います。

現実創造のメカニズムがわかれば、うまくいかないときに自分で考えて調整することができるようになります。

この本の中では、
わたしたちが見ているこの世界は、どんな風にして作られているのか。
願いが叶うメカニズムと潜在意識の関係はどうなっているのか。

わたしたちは、誰もが、願望実現の天才なのだということも、思い出していただだけるように、色々な角度からお伝えしていきます。読み進めていくことで、あなたが本来もっている素晴らしい力に気づくことができ、人生の創造主として生きる力を存分に発揮できるようになっていくでしょう。

願望実現の先にある本当の幸せ

願いを叶える力を備えているわたしたちは、人生の目標や願いが叶えば幸せなのかというと、実は、知られざる次のステージが待っています。

幸せの価値観は人それぞれといわれますが、今わたしたちが知っている幸せの先に、絶対的で揺らぐことのない、本当の幸せがあります。

それが、「目覚め」や「悟り」といわれる分離のない世界です。

失うこともなく減ることもなく終わることもなく、全てがあり永遠で愛しかない至福の世界……

それはどんなものなのか。わたしの個人的なワンネス体験や一瞥体験を通してイメージしていただきたいと思っています。

そこに至るまでのプロセスや実践的なレッスンも詳しくお伝えしています。

実践していくうちに、今までとは全く違った視座で世界をみられる新しい自分に出会っていくことになるでしょう。

香りで潜在意識を解放していった先に待っているのは、本当の幸せ、本当の自分（SELF）です。

それこそが、本当の自分（SELF）との統合です。本書を通してそこに向かう旅路を、一緒に楽しみながら歩んでいけたらと思います。

CONTENTS

第2章 わたしたちはみな願望実現のとてつもない才能をもってここにいる

第3章
「偽物のわたし」を本物だと思い込んでしまった神話

第4章
「宇宙」や「時間」や「わたし」が生まれた理由

第5章　偽物の幸せを追い求める旅の終わり

第6章

香りを使って本当の自分を思い出す

第7章

ワンネス(目覚め)へのレッスン

第8章 執着、不安、迷いのない自由な自分へ

第 1 章

そもそも
目覚めってなに？

目覚めるのであれば、みんな今は眠っているということですか？

「目覚め」という言葉、スピリチュアルに興味がある方なら一度は聞いたことがあるかと思います。

でもその意味を解説しようとすると、実は意外と言語化するのが難しかったりします。

目覚めという言葉のイメージはこのような感じではないでしょうか。精神的、霊的に成長した先に到達する最後であり最高峰の状態だと。

スピリチュアルに興味があり、熱心に学び実践している人からすると、すでに目覚めている人は憧れの対象であり、自分もいつか目覚めたいと思うでしょう。

まるで人生の霊的成長の最終目標のように扱う。それが「目覚め」なのかもしれません。

わたしが、「目覚め」という言葉を知ったのも、潜在意識や引き寄せの法則、願望実現法を知ってからのことでした。

わたしは潜在意識アロマⓇという、香りを使った願望実現メソッドを開発して自分自身も日々実践していました。引き寄せの法則や願望実現法の上級者の方ならわかると思いますが、潜在意識を書き換えれば、願っていることは面白いように現実化していくのです。

自己啓発、潜在意識、心理学、引き寄せの法則を学んで実践していくと、たしかに願望はきちんと叶っていくんだ、ということに多くの人が気づいていきます。「目覚め」や「覚醒」という言葉に出会い、それについて興味がわいていくということが多いと思います。

わたし自身も同じようなステップを踏んで、「目覚め」というものに興味をもちはじめました。

でも、「目覚め」っていったい何のことをいうのか、実にわかりにくい概念だと思います。

目覚めるということは、それまで眠っていたという前提がある話になることにお気づきかもしれませんね。

え？でも今わたし、ちゃんと目を開いて起きているのになぜ？そう思います。でも、「目覚め」があるなら、その前に眠っているという状態が必要不可欠です。

では、寝ている状態というのは、どんな状態でいつなのでしょうか？そして目覚めるとどうなるのでしょうか？

そんな疑問を抱いたことがある人も多いかと思います。

この章では、それについて色々な角度からお伝えしていきたいと思います。

出来る限り丁寧に、わかりやすく解説していくので、一緒に理解しながら読み進めていただけたらと思います。


さて、本題に戻ります。

「目覚め」とはシンプルにいうと「本当の自分（SELF）を思い出す」と、定義したいと思います。

別の言葉でいうなら、「悟り」とか「覚醒」などといわれているものです。

自分が誰なのか忘れてわからない人なんているの？

そう思ったかもしれないですね。

でも、実はわたしたちが思っている個人の自分（self）を超えて、本当の自分（SELF）が存在していると古代から色々な哲学で考えられてきました。

今わたしは、自分を森江帆乃香だと認識しています。でもこれが本当のわたし（SELF）ではなく、森江帆乃香という個人（self）のストーリーを夢の中で見ている状態だとします。

「目覚め」というのは個人（self）のストーリーから目覚め、本当の自分

（SELF）を思い出し目覚めていくということなのです。

その本当の自分（SELF）のことを「真我」とか「創造主」とか「神」しか「宇宙」とか、色々な言葉で表現されています。

そして、今わたしたちが「わたし」と思っている自分を個我（self）と表現したりします。

こんな風にいわれても実感もないし、意味がわからないと思います。

以前のわたしもこのような考え方をきいても、言葉の上ではなんとなくわかりますが、実感としては全くわからなかったし、理解もできませんでした。

でも今はわかります。だから、あなたも、なるほど！そうか、と必ず腑に落ちることができるはずです。それを楽しみにしていただけたらと思っています。

近年の自己啓発が好きな人たちや、スピリチュアル好きな一部の人たちの間では、

「非二元」とか「ノンデュアリティ」という言葉をよく耳にするようになりました。

「非二元」や「ノンデュアリティ」でも、本当の自分（SELF）についての考察や見解がなされています。

そのルーツとなるものが、古代から哲学の書物で語られている、不二一元論、二元論、一元論や非二元論などといわれているものです。

わたしは哲学の専門家ではないので、そこは専門家にゆずりますが、この本のテーマに関係している核となる部分について、お話ししていきたいと思います。

そのために古代から近年のノンデュアリティの流れについて、インド哲学などを通して説明させていただきます。どれも詳細な見解に違いがみられますが、要するに「本当の自分（SELF）」は誰なのか、そして、この世界はどうやって創造されているのかについて語られていて、とても興味深いものです。

ちょっとだけインド哲学のお話を……

近年、「目覚め」や「悟り」「覚醒」といったことについて語っているスピーカーの方々が増えてきています。そのような方々の多くは、「非二元」や「ノンデュアリティ」というジャンルを土台にしています。

そのルーツをさかのぼると、インドの六派哲学の中の一つ、ヴェーダーンタ学派から発展したアドヴァイタ・ヴェーダーンタ（不二一元論）という哲学につながっていきます。

あまり聞きなれない言葉だと思いますが、もうすこしお付き合いいただけたらと思います。

アドヴァイタ・ヴェーダーンタ（不二一元論）は、インドのバラモン教の「ヴェーダ聖典」の中にある「ウパニシャッド」という哲学的理論から派生していったもので、インド六派哲学のヴェーダーンタ学派の流れをくんでいます。

この六派哲学の中に、サーンキヤ学派というのもあって、そちらは、二元論を唱

インド六派哲学

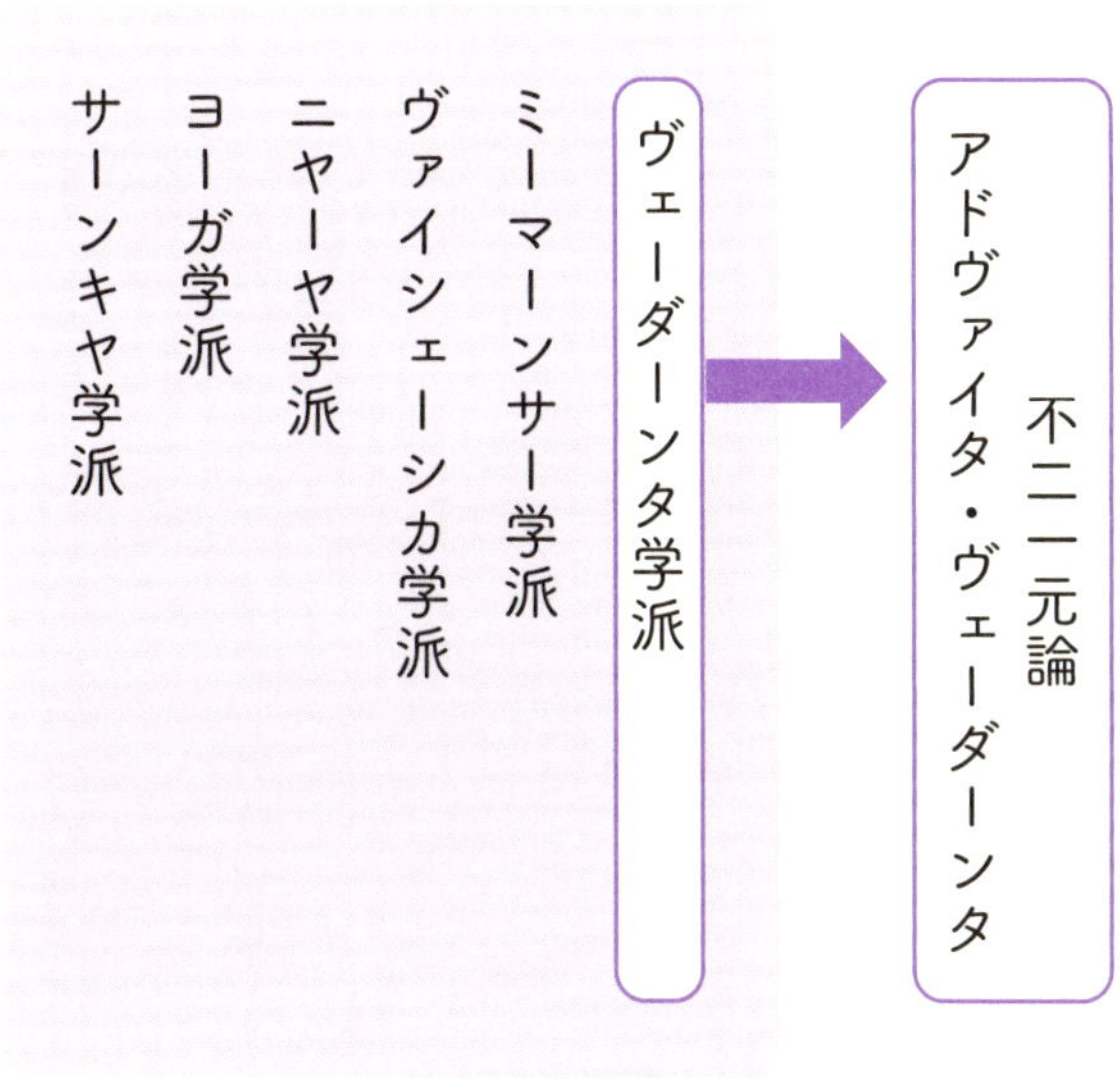

えています。

そもそもアドヴァイタ・ヴェーダーンタという言葉の意味は、「二元論を否定したヴェーダーンタ哲学」という意味があり、サーンキヤ学派の二元論を否定した考え方をしています。そのあたりのところをここから解説していきたいと思います。

観察するものと、観察されるものという、2つの存在が世界をつくる二元論

アドヴァイタ・ヴェーダーンタのお話の前に、インド六派哲学の中のサーンキヤ哲学の二元論のお話をしていきます。

4世紀から5世紀ごろに、インドの思想家イーシュヴァラクリシュナがサーンキヤ学派最古の文献である「サーンキヤ・カーリカー」に、この哲学をまとめていきました。

サーンキヤ哲学の基本的な考え方は、わたしたちの世界は、プルシャ（真我）とプラクリティ（物質の根本原理）の2つで構成されている、としています。それは創造主と被創造物とで世界が成り立っているという意味ともいえます。

わたしたちが認識している現実世界は、被創造物のプラクリティ（物質の根本原理）であり、それを生み出したのは、創造主のプルシャ（真我）です。

サーンキヤ学派

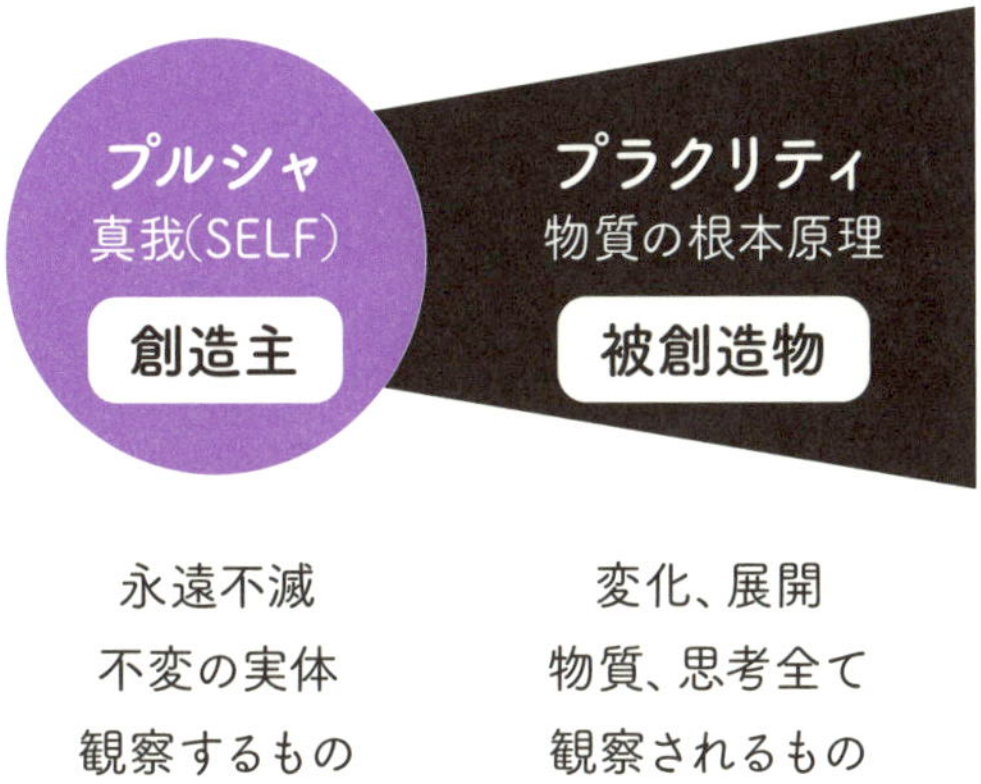
プルシャ
真我(SELF)
創造主
プラクリティ
物質の根本原理
被創造物
永遠不滅
不変の実体
観察するもの
変化、展開
物質、思考全て
観察されるもの

プルシャ（真我）は永遠不滅で不変の実体であり、プルシャ（真我）はプラクリティ（物質の根本原理）を観察することができます。

それによってプラクリティ（物質の根本原理）は変化し続け展開していきます。プラクリティ（物質の根本原理）は、わたしたちの意識や思考や感情など精神的なものだけでなく、肉体やこの世界にある物質など外的なもの全てを指しています。

今、読んでいるこの本、あなたの手、今いる空間にある色々なものや、人々……。

目に見えない心や、思考や感情、空気や空や宇宙……それら全てを指しているのがプラクリティ（物質の根本原理）です。

サーンキヤ哲学では、プルシャ（真我）が本当の自分（SELF）であり、こちらのみが実体だと考えます。実体というと少しわかりにくいかもしれません。要するに、本当に実在する、本当にあるという意味です。

ところがわたしたちは、プラクリティ（物質の根本原理）である、個別の自分（self）やその意識や思考や感情、肉体を本当の自分（SELF）だと勘違いしています。

本当の自分であるプルシャ（真我、SELF）は永遠不滅で至福なはずなのに、自分自身をこの肉体であり個別の自分（self）と認識しているので、苦しみが生じます。

このように、苦しみを感じることを「無知」と呼んでいます。

わたしたちは本当の自分（SELF）が誰なのかわからず「無知」なので、プルシャ（真我）とプラクリティ（物質の根本原理）が、くっついて結合した状態になっているというのです。

サーンキヤ哲学では人間の**苦しみがどこから生じるか**というと、プルシャ（真我）とプラクリティ（物質の根本原理）の結合によるものと考えられています。

たとえ肉体が死を迎えてもその結合は維持され、輪廻転生を繰り返していくということです。

この一体化がはずれたとき、苦しみから解放され解脱《げだつ》に至るわけです。

＊解脱とは　人生の中のあらゆる迷いや苦しみ、輪廻転生から完全に解放され自由になること。インド哲学で目指すべき最高峰の状態。「悟り」。

その時、わたしは個別の自己（self）ではなく、プルシャ（真我、SELF）であることを認識し、永遠不滅で不変、常に至福の存在だということを思い出すことができるというのです。

インド哲学の一派で、ヨガの修行によって解脱に導くことを説いた「ヨガ・スートラ」という教典があります。こちらも二元論の考え方をしています。

ここではプルシャ（真我）とプラクリティ（物質の根本原理）の一体化から解放される方法が説かれています。

「ヨガとは心の動きの止滅である」とされ、プルシャ（真我）とプラクリティ（物質の根本原理）の一体化とは、その2つを同じものと認識している心の動きが原因としています。その心の動きを止めるのがヨガの修行です。そしてそれが止まったときに、プルシャ（真我）とプラクリティ（物質の根本原理）が別々に離れ、本来の姿に戻ることができると述べられています。それが、解脱であり、「目覚め」や「悟り」に至るのです。

ヨガはそのための修行なのです。

非二元論って何？

インド哲学のお話をもう少しだけ続けていきたいと思います。ここまでお話ししたサーンキヤ哲学の二元論に反論したのが非二元論と呼ばれる、アドヴァイタ・ヴェーダーンタ（不二一元論）です。

インド哲学のヴェーダーンタ学派のシャンカラによって8世紀に「ウパデーシャ・サーハスリー」にその哲学理論が著されました。シャンカラは、二元論の考え方に矛盾を指摘しています。

二元論ではプルシャ（真我）とプラクリティ（物質の根本原理）が同一化から離れることで解脱すると考えられました。ですが、プルシャ（真我）はもともと変化が生じることはない存在です。

なのに、一体化したところから離れるという変化を起こしています。そこに矛盾があると考えました。また、プルシャ（真我）とプラクリティ（物質の根本原理）が一体化する以前に心の動き自体が存在していないのに、なぜ、心の動きがプルシャ（真我）とプラクリティ（物質の根本原理）の一体化の原因になるのか、そこにも疑問を呈しました。

このような理由から、二元論の矛盾を指摘し、シャンカラは非二元論である、アドヴァイタ・ヴェーダーンタ（不二一元論）の理論を説いていきました。

梵我一如・わたしは世界、世界はわたし

シャンカラが説いたアドヴァイタ・ヴェーダーンタでは、「ブラフマン」と「アートマン」という2つの概念が重要です。「ブラフマン」という言葉の意味ですが、さかのぼると多岐にわたっています。

バラモン教では「ブラフマン」を神と位置付けています。また、古代インドの聖典ヴェーダの一つである「リグ・ヴェーダ」の中では、ブラフマンは「言葉」を意味していました。

ウパニシャッド哲学では「宇宙の全ての根源」という意味を持ち、永遠不滅、不変の存在とみなされていました。

シンプルにいうと「ブラフマン」は、全てを創造する「神」「宇宙」という意味です。

そして「アートマン」とは、個人そして自分自身の本質のことです。

アドヴァイタ・ヴェーダーンタ哲学で、一番大切な教え、それは梵我一如《ぼんがいちにょ》です。

梵我一如の梵とは、「ブラフマン」のことで、「神」「宇宙」のこと。我の意味は「アートマン」のことで「個人」を指しています。

そしてこの「ブラフマン」と「アートマン」は、別々のものではなく一つという考え方をします。

神も宇宙も個人も一つ、「わたしは世界、世界はわたし」ということなのです。

わたしたちは皆、一人ひとり、バラバラな個人と考えて生活をしています。

そしてどちらが得をするとか、どちらが損をするとかばかりを考え、争いが起こったりします。

でも、梵我一如。自分も他人も本当はみんな一つだと考えれば、争いはなくなり穏やかな世の中がつくれます。

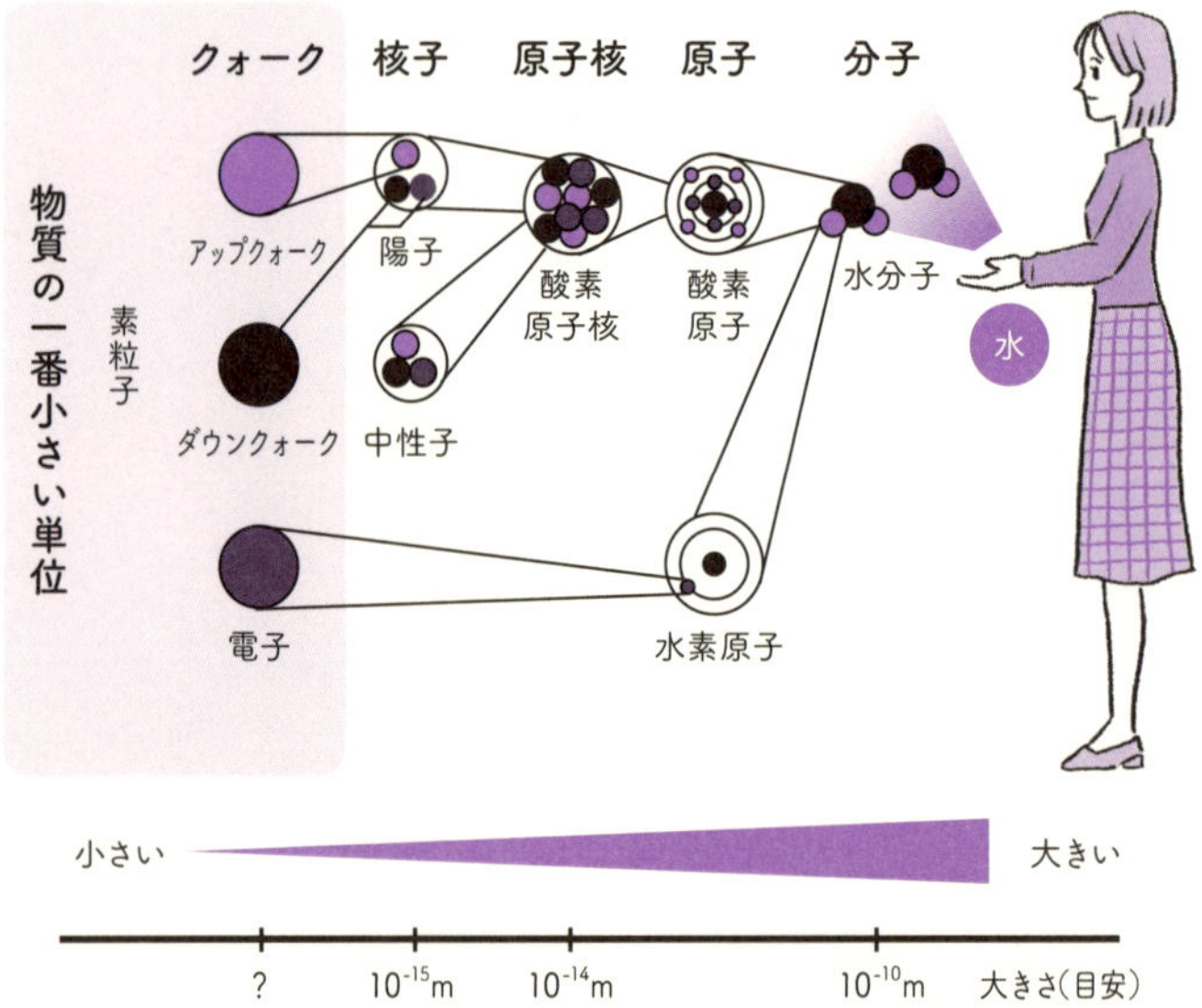

つい、ちっぽけな個人の自分と思いがちですが、梵我一如の考え方で世界をみると、宇宙も神も個人のわたしも全部一つで同じ。そこには戦いは消え、みんなで分け与え共栄共存する世界がつくられていきます。

梵我一如を理解するには、このような精神論だけだと納得しにくいところもあるので、別の角度からもみていきたいと思います。

この宇宙にある全ての物質は、分子→原子→素粒子とミクロの単位まで細かくすることができます。

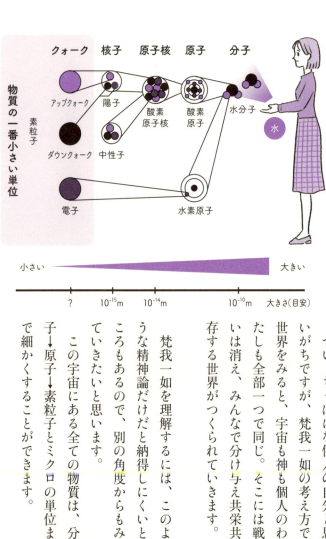

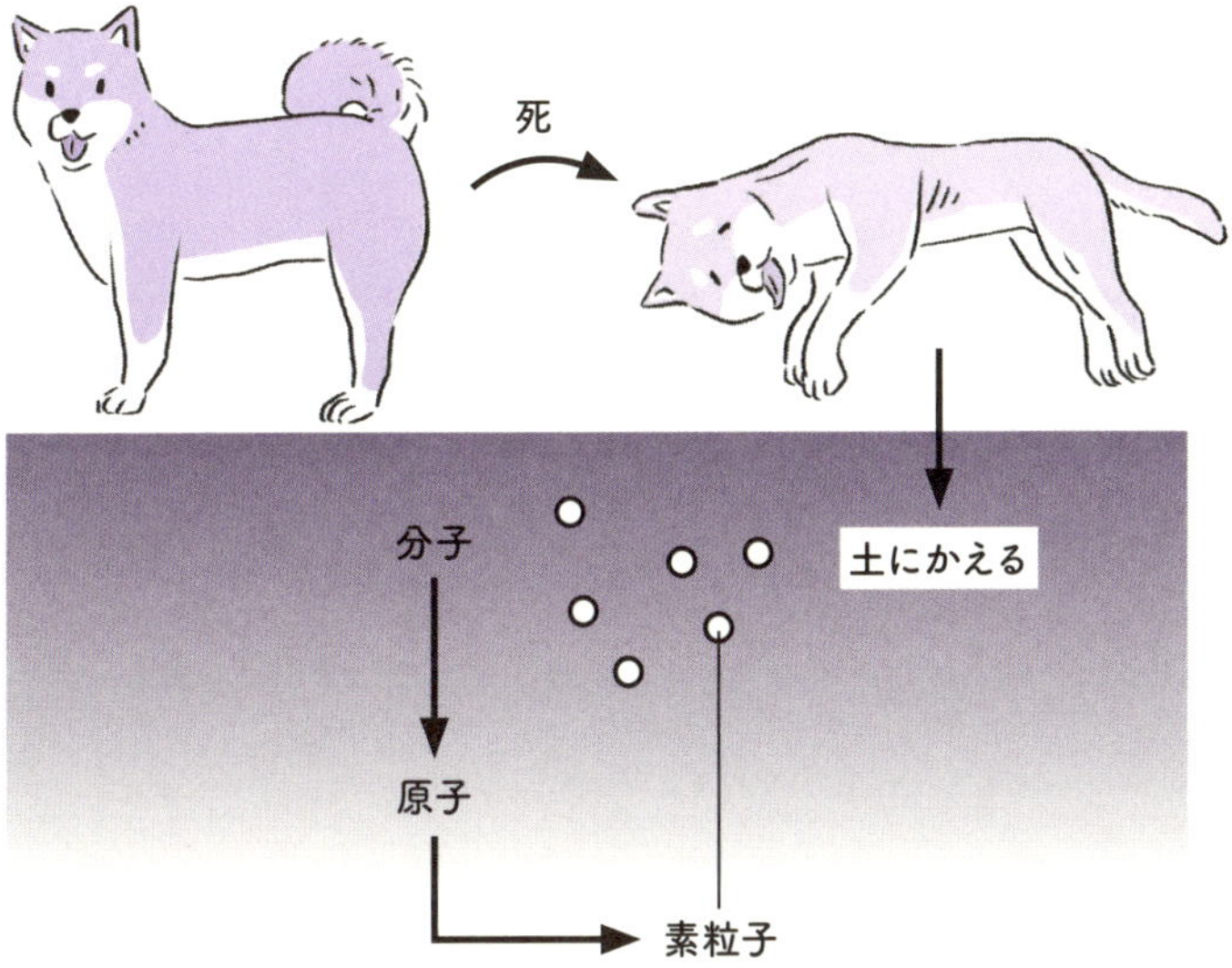

野生の動物が野で死んでしまったら、そのまま土にかえっていきます。その時、姿形は変わっても、土の中に、その動物を構成していたミクロ単位の物質は残っていることになります。

動物が分解されて、土に形を変えて、存在しているということです。

ミクロ単位の物質は、子供のころに遊んだ、あのカラフルなブロックをイメージしてみてください。

赤や黄色や青のブロックのパーツを組み合わせて、自由自在に、お家をつくったり、車をつくったり、ビルをつくったりします。それらは、形は違うけれど全部ブロックです。

同じように、この宇宙に存在するものは、ミクロ単位では、全てが素粒子という「ブロック」で出来ているわけです。

そう考えると、やはり全部が同じということがわかってきます。この視点からみるのも、梵我一如を理解する助けになると思います。

実体なんてなく全部が幻想？

ここまでお話ししたように、この世界にあるものは全て、ブロックを組み合わせてつくられたように、色々な形をした物質が存在しています。そして、それぞれに対して名前をつけて呼んでいます。リンゴと呼んだり、スマホと呼んだり、人と呼んだり、高層ビルと呼んだりしているわけです。

もしもわたしたちの視力が、素粒子というブロックをみられる顕微鏡レベルまで、

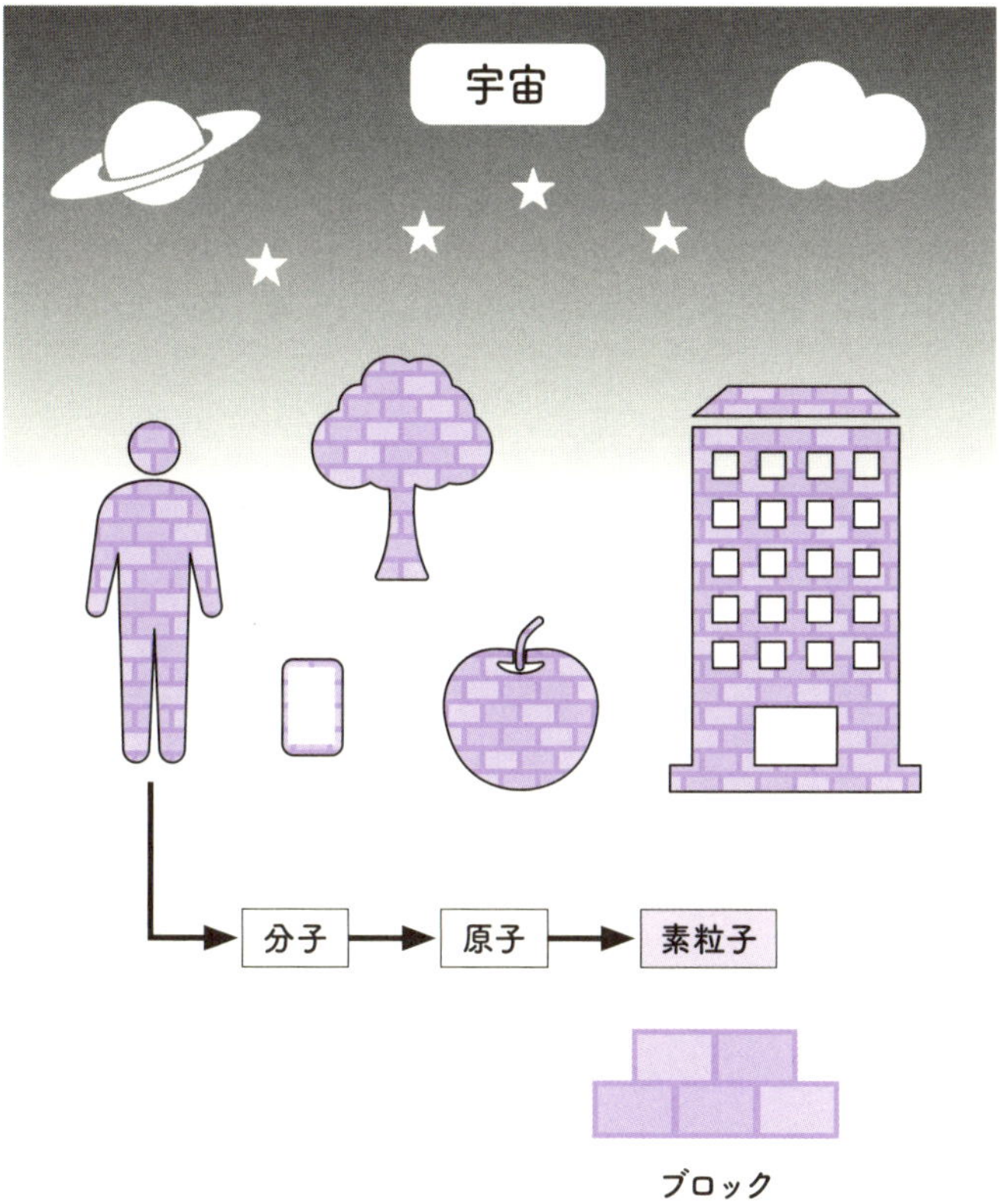
宇宙
分子
原子
素粒子
ブロック

視力がよくなったら……空気も人もリンゴも高層ビルも、境目はなく、ただブロックが並んでいるようにみえるはずです。

この世界は、空気、人、リンゴ、高層ビルと、それぞれが個別の物体にみえるか、おびただしい数のブロックが並んでいるだけにみえるか、同じものなのに、見方によっては全く別の世界が展開しているわけです。

そう考えると、絶対的なものは一つもないと言えるのではないでしょうか。

わたしたちが認識している現実世界は、宇宙の根本原理である「ブラフマン」から生まれていますが、それらは、わたしたちがそれぞれを区切って、名前をつけたり意味付けしたりして認識しているもので、実体はなく幻想なのだということがわかってきます。

仏教の世界観〜色即是空・空即是色ってなんだろう?〜

古代インドではバラモン教から6つのインド哲学学派にわかれていきました。そんな中、バラモン教とは違う思想をもつ集団がでてきました。それを沙門《しゃもん》といいます。その沙門の思想で活躍する人が何人かいましたが、その中の一人が釈迦でした。そこから仏教が誕生していきます。釈迦は35歳で悟りを開き、弟子たちにその思想を説法を通して伝えていきました。その後、仏教はたくさんの分派ができて現在に受け継がれています。

釈迦が説法したものをまとめたお経である「般若心経」は非常に有名なので聞いたことがあると思います。その中にある「色即是空、空即是色」の世界観も一緒に理解していきましょう。

「般若心経」の中に、「五蘊《ごうん》皆空」という言葉があります。五蘊というのは、肉体と心（精神）のことをいっているのですが、それらが全て「空」だというのです。では「空」とは何のことでしょうか。全てのことは、物事が生じる直接の力である因と、それを助ける間接の条件である縁、この2つの働きによって起こっているとするものです。

わたしたちの身体は、約60兆個の細胞で構成され、その細胞は数年で全く新しいものに生まれ変わっています。皮膚の細胞は28日サイクルでターンオーバーして生まれ変わります。

毎日、鏡で見ているお肌の皮膚はいつも同じように見えますが、細胞は、日ごとに変化し全く違う新しいものに変わっているのです。

このように、わたしたちの肉体も心（精神）も、刻一刻、一瞬一瞬、様々な要因や関係性によって今ここに現れては変化し続けているのです。

わたしたちが見ている世界の全ては、固定されたものは一つもありません。永遠不変に存在するものというのはなく、因縁、つまりあらゆることの関係性によってその時々に起こる現象にすぎないということです。それは絶対的な存在ではなく変化し続けます。そのことを「空」といいます。

「一切皆空」という言葉は、この世界の全てがその時々の現象にすぎず固定不変のものは一つもないという意味です。

わたしたちが自分自身と思っているわたしも、あらゆる因縁から生まれた現象で絶対的な存在ではないということが理解できると思います。

インド哲学、仏教、量子力学……どれも同じことをいっている？

量子力学の世界でも、ここまでお伝えしてきたインド哲学や仏教の世界観と同じような見解が導き出されています。

物質を分解していくと分子となり、さらに原子と電子になっていき、ミクロに分割していくと「粒子か波動かの2つの性質」を持つと言われています。

物質を超ミクロに分解すると、2つの性質を同時に併せ持つという事実は、わたしたちの今までの常識を覆すことだといえます。

さらに、粒子なのか波動なのかというのは、観測者がいるか、いないかで、変わってくることがわかっています。観測者がいるときは粒子のふるまいをし、観測者がいないときは波動になっているというのです。

このことは、仏教でいう空、つまり全てのことは、物事が生じる直接の力である

ミクロ物質の振る舞い

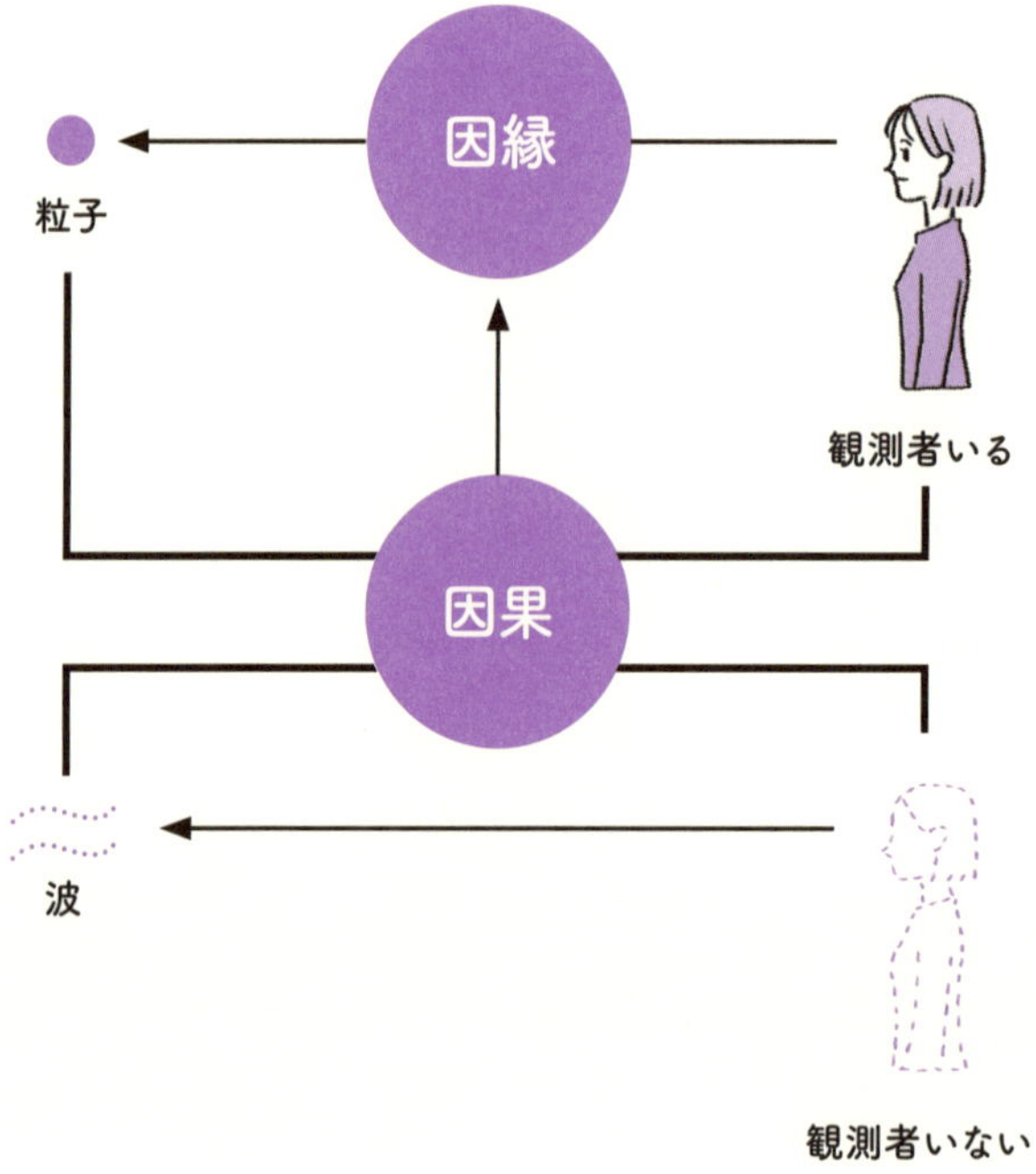

因と、それを助ける間接の条件である縁、この2つの働きによって起こっているとするもので因縁の考え方にとてもよく似ています。

インド哲学や仏教、量子力学などをざっとみてきましたが、共通しているのは、この世界にあるもの……自分や他人、肉体や物質、精神、心、感情、思考など宇宙……全ては、絶対的な実在性はなく、関係性によって、たまたまその時に起こっている現象にすぎず、常に変化し続けているものだということなのです。

わたしたちが自分自身と思っている「わたし（self）」ですら、本当の自分ではなく、それに気づいている不変の何かこそが真我、つまり本当の自分（SELF）だと考えます。

本当の自分（SELF）を忘れて、個の自分（self）を自分と思い込んで、人生を一喜一憂して悩み苦しんでいるわたしたち。それは、言ってみれば眠っている状態です。そして誰が本当の自分（SELF）なのかをわかっている状態が、「目覚め」

や「覚醒」や「悟り」ということができます。

本質的な意味での「悟り」というのは、自分自身を認識する認識主体も認識される客体も消えてワンネスのみとなります。

その時、自分は悟ったとそれを認識する主体さえ存在しないわけです。

ということは、この世界に存在しながらの「目覚め」や「悟り」というのは、禅問答のようですが、本質的には矛盾をはらんでいることも心の片隅においていただけたらと思います。


それを踏まえて「悟り」の境地という視点でいうのであれば、一瞥体験やワンネス体験でその境地を感じることができます。「悟り」の体験をしている人は歴史上にもたくさんいますし、一般の方々の中にもそれなりにいてその体験が書籍やインターネット上で語られています。

その体験をした方々が共通していっていることがあります。

それは、個の自分（self）は本当の自分（SELF）ではなく、自分も他人もこの世界の物質も宇宙も全てが、同じで一つで分割することなど不可能なのだという深い気づきを得たことです。その時、平安や愛を感じたという体験談は色々なところで目にすることができます。興味があればぜひ色々探してみてください。

わたしのワンネス体験〜本当の自分（SELF）ってこれのこと〜

わたし自身もワンネス体験や一瞥体験をしたことがあります。

最初のワンネス体験は、30代半ばのころに、潜在意識に深く降りていくセラピーをうけたときでした。その際、リラックスによいラベンダーのアロマの香りを胸元において、香りと共に、自分自身の深い記憶に降りていきました。

深い意識に到達すると、ある景色がみえてきました。それは、とても高い山にびっしりと樹木が生えている森林の上空あたりでした。

その景色は鮮明にみえていたし、その空間のスケールもとても広々としたものでした。でもそこに普段のわたしがいるのとは全く違う感覚がしていました。

確かにわたしという意識はあるのですが、個別のわたしの肉体はそこにはなく、ただただ、「全体がわたし」というなんとも不思議な感覚だったのです。わたしが全体に広がっているのですが、そこには絶対的な安心感がありとても心地よいものでした。

その時、こんな風に思いました。

「今までは自分を、個別で小さなわたしという単位に押し込めていたけれど、それは思い込みで、本当の自分じゃなかったんだ! 本当は全部まるごと自分だったんだ!」。不思議だけれど、深く腑に落ちるような初めて感じる感覚でした。

その体験が強烈に印象に残ったのですが、あれはいったい何だったのか……わからないままでした。

当時のわたしはワンネスという言葉自体を知らなかったので、インターネットであの不思議な感覚はなんだったのだろう?と検索して調べてみました。そうすると、それは「ワンネス体験」というものだということを知りました。

「ワンネス体験」をすると、人生が大きく変わるようなイメージを持たれる方もいるかもしれませんが、わたしに限ってはそういうことは一切ありませんでした。

その体験があったこともすっかり忘れて、わたしは普通の日常をすごしていました。

その後、わたし自身は仕事で潜在意識アロマⓇというメソッドを開発し、潜在意識を香りで書き換えて、願望実現する方法を教えることを生業とする日々を送っていました。

潜在意識アロマⓇを実践し始めてからというもの、わたしの人生は大きく変化していきました。

日々香りを使って潜在意識になりたい自分をインストールしていったのですが、願ったことがどんどん叶っていったのです。

仕事で欲しい年収を得ることも全部叶い、プライベートでやりたいことも全て体験でき、こんな人と仲良くなれたらいいなという人間関係もつながり……とにかく香りの力で潜在意識にしっかりインストールされるとそれが現実になっていったのです。

願っていないことが起こる現実から新たな探求が

その体験を通して、やはり、現実をつくるのは、心、つまり潜在意識だと確信をもちました。それは、素晴らしいことだし、幸せなことと言えます。

ただ、一つだけ矛盾があると気づいたのです。

それは、これだけ願いが叶うのにもかかわらず、**どうして、願っていない悲しい出来事がこの世界にはあるのだろうか、という問いでした。この世界は愛で出来ていて、神が創造したのであれば、どうして、永遠の命はなく皆死んでいくのかしら?**

潜在意識にインストールしたポジティブな願い事は叶いますが、望まないネガティブなことがゼロにはならないのです。

わたしは、願いが叶う一方で、全く望んでいないことがなぜ起きるのか?願望実現や潜在意識の法則の大きな矛盾だと感じました。

人は皆、人生嫌なことがあっても当たり前と思っています。でもその考えは本当なの？と常識を疑ってみる、わたしはその理由をどうしても知りたいと思うようになっていきました。

その後はこの疑問の答えをみつけるべく、探求を進めていきました。現実創造のメカニズムを解き明かしたいという強い好奇心に突き動かされていました。

思考観察を極めたら一瞥体験が起きた！

そんな中、悟りや目覚めを求めていると、そこに至る道を教えているある先生に出会いました。悟りに至るプロセスや、現実創造のメカニズムが知りたいというわたしにその先生は、あるレッスンの実践をすすめてくれました。

それは「自分の思考をひたすら観察する」というレッスンでした。わたしは、一念発起して、起きていて、人と話しているときや仕事や勉強をしているとき以外、意識があるときはほぼ一日中自分の思考観察をしていました。

そのレッスンをちょっとご紹介すると、自分の中に思考が浮かんだらそれをみつけて「この考えをつくったのは誰？わたし」と心の中でつぶやくというものです。

そのレッスンをひたすらやっていると、人間の思考というものの本質がみえてきました。詳しくは7章でお伝えするので、ここでは話を先に進めます。

そんな思考観察三昧の日々の中で、わたしは一瞥体験をしました。

ある日、自宅から駅まで歩いているときに、それは突然起こりました。今まで自分自身だと思っていたわたしという存在も、道路の電柱も空も、五感で知覚しているもの全て、さらに自分自身の思考や感情も、聞こえてくる生活音も何もかもが全てを一つに包含している視点が現れました。どうして、今までわたしは、この肉体の自分（self）を本当の自分（SELF）だと思っていたのかな？と疑問に思うぐらい、今までとは違う、大いなるわたし（SELF）の視点が現れたのです。

大いなるわたし（SELF）は、今までいた世界との一体化から離れて、外側からみているような感覚でした。

今ここで知覚しているもの……自分、他人、五感でとらえられるもの、ミクロから宇宙まで……全部が並列で、全部が同じ。そこには意味はないし違いもない。という、通常では理解できないような感覚でした。ただ全体（ワンネス）があるだけなのです。

それと同時に、この世界には、一切の問題がないということもわかりました。「ありのままで大丈夫」とはよくいいますが、文字通りそうなのです。

わたしたちはこの世界に対して、何一つ手を加えることすらできない。というか、何一つする必要はなかったのだということを驚きとともに受け入れる、そんな体験でした。

その体験は今まで感じたことがないほど、とてつもない深い安心感をともなったものだったのです。

一瞥体験中には色々な気づきがあふれてきました。

今までどうしてあんなに、自分を何とか変えようとか、状況を好転させようとか、苦しみから逃れようとか、必死に奔走していたのかしら？

そんな風に、深刻になっていた自分が小さな子供のように可笑しくて微笑ましく思える……そのような感覚でした。


この世界を自分でなんとかしよう、変えようとしてきましたが、そもそも、そのようなこと自体、あり得ないことだったのだ。そう気づいたのです。

全てはそのままで良かったと腑に落ちたとき、拍子抜けしながらも、そうだったのか！と目からうろこの体験でした。

一瞥体験でわたしが感じたことをリアルに書き記しています。ほんの少しでもイメージをつかんでいただけたら嬉しいです。

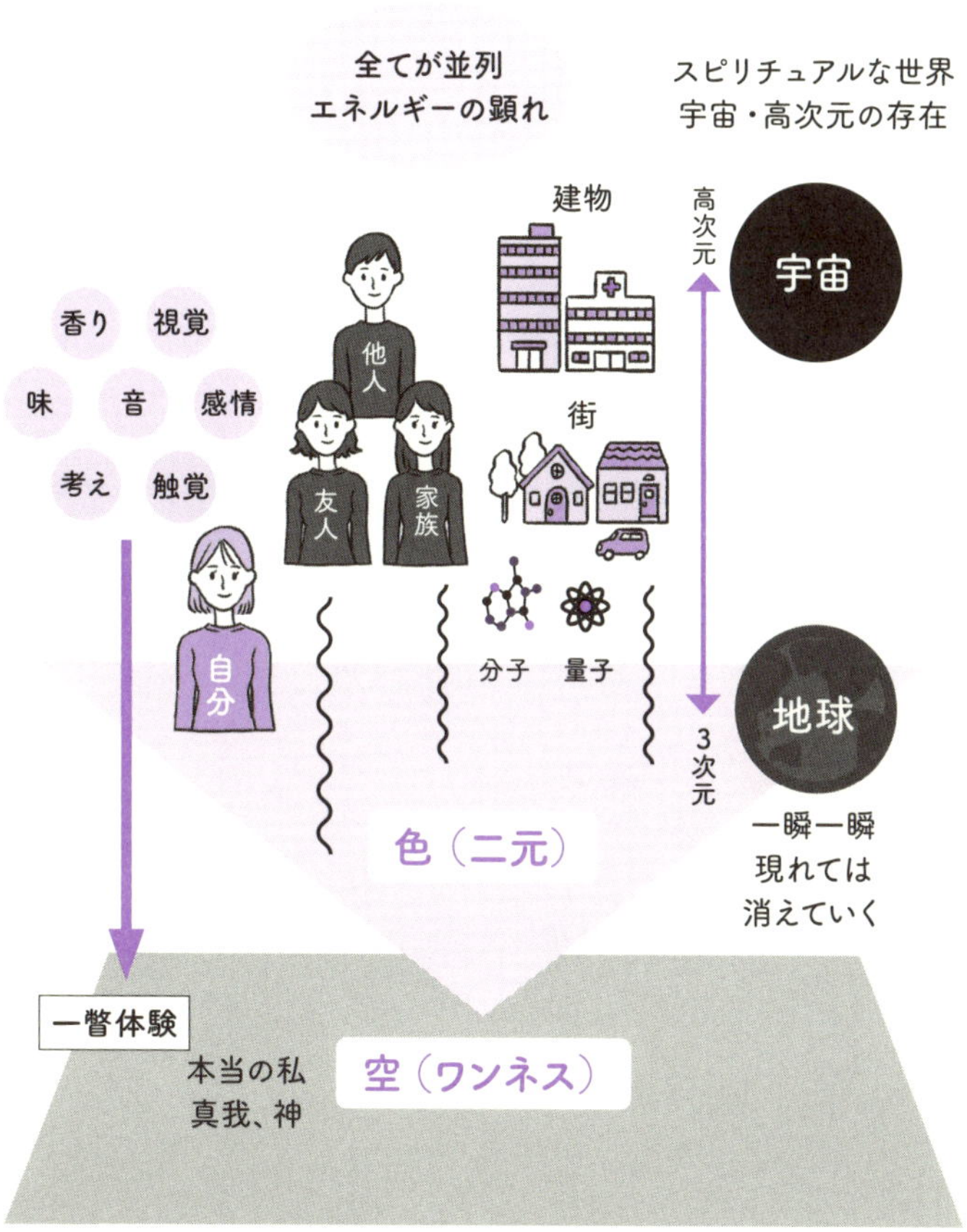
全てが並列
エネルギーの顕れ
スピリチュアルな世界
宇宙・高次元の存在
建物
高次元
宇宙
香り
視覚
味
音
感情
考え
触覚
他人
友人
家族
街
自分
分子
量子
地球
3次元
色（二元）
一瞬一瞬
現れては
消えていく
一瞥体験
本当の私
真我、神
空（ワンネス）

「十牛図」、悟りにも段階がある

「わたしは悟った」という人は一瞥体験などをし、覚醒した、目覚めた、悟ったと認識している場合もありますが、実はワンネス体験や一瞥体験は、本当に真理を、ちらっと垣間見ただけにすぎません。真理を垣間見たとしても、また苦しみや欠乏感のある世界に戻ってきているとしたら、本当に悟った人とはいえないということです。

中国の禅僧・廓庵《かくあん》が描いた「十牛図」というものがあります。

これは悟りに至る、10の段階を図と詩であらわしたもので、一瞥体験をした先にも悟りの完成への段階はまだまだ続くことが描かれています。

わたし自身もワンネス体験や一瞥体験をしたからといって、悟りの完成には至っていません。これからも、ずっと本当の自分（SELF）を探求し続けていきます。

その体験のあと、わたしは、さらに、「悟り」「目覚め」「覚醒」への探求を深めていく中で純粋非二元と言われる「奇跡講座」に出会い、学びを深めていくようになりました。

『奇跡講座』は「目覚め」への指南書

ノンデュアリティ（非二元）のリーダーである、エックハルト・トール、ディーパック・チョプラ、ゲイリー・レナード、アラン・コーエン氏などが、たびたび大きく影響をうけた本としてあげている『奇跡講座』。

もともとは、アメリカの名門コロンビア大学の心理学の助教授で無神論者だった、ヘレン・シャックマンが、イエス・キリストの声として7年の歳月を費やして聞きとったものをまとめた本となります。

こちらの内容もこれまでお伝えしてきた、非二元論の哲学です。正しくは純粋非二元といわれる哲学になります。

この本は非常に論理的なステップを踏んで、「目覚め」に向かう方法が書かれています。

『奇跡講座』の中核をなす考え方は
「実在するものは脅かされない」
「実在しないものは存在しない」

という言葉に表され、唯一、実在するものは神だけとしています。
神というと宗教のような感覚で、胡散臭く思う方もいるかもしれません。一旦先入観を捨てていただけたらと思います。また、著者自身もなんの宗教も信じていないので、宗教というより哲学という観点で話をきいていただけたらと思います。

神というのは、抽象度の高い言葉上の表現です。もちろん、崇めなければいけない存在でもないし、ありがたい存在でもありません。
「奇跡講座」の考え方では、世界に神以外には何も実在していないのです。神は分割することができないもので「ワンネス」とも表現されます。そして神と同じ意味にあたるのが「本当の自分（SELF）」です。それ以外のことは全て幻想だといいます。

「奇跡講座」では、神の子（self）が神（SELF）から分離する夢をみて眠りこけて「本当の自分（SELF）」を忘れている。神の子（self）がみている夢の中のストーリーこそが、今わたしたちが**自分の人生（self）と認識しているもの**だというのです。

そして神の子（self）が夢から目覚めたときに、自分は神（SELF）だったことを思い出す。その神こそが「本当の自分（SELF）」なのです。

偽物の自分（self）を自分だと自覚するのか。
本当の自分（SELF）を自分だと自覚するのか。

つまり**目覚めるか、夢を見続けるか、この選択だけなのです。**
わたしたちの人生の選択肢は、実はこの2つのうちの一つしか選べないのです。

本章では「目覚めってなに？」ということについてお話をしてきました。理解するのが難しいところもあったかもしれませんが、なんとなく、こういう感じというのがおわかりいただけたかと思います。

わたしたちは、本当の自分（SELF）を忘れて、夢を見ている状態なのです。そこから本当の自分（SELF）を完全に思い出したとき、輪廻転生の夢は終わります。それは絶対的安心感につつまれた完璧な世界です。

そこに至るまでの旅路……次の章でも一緒に歩みを進めていきましょう。

第 2 章

わたしたちはみな
願望実現のとてつもない才能を
もってここにいる

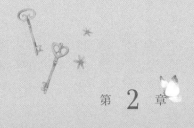

引き寄せの法則で叶う理由
夢を叶えて成功したい！

世の中には、願望実現法や、引き寄せの法則など、様々な自己啓発やスピリチュアルでその方法を指南してくれています。そして、それらは、表現はちがっても、根本原理は共通しています。

『思考は現実化する』というタイトルの有名な本もあります。わたしたちの目の前に現れている世界は、思考が先にあってそれをもとに現実がつくられているという共通した考え方をしています。

禅語で「一切唯心造《いっさいゆいしんぞう》」という言葉があります。これはこの世界の全ては、心が造っているという意味になります。

心というのは、わたしたちが意識できる顕在意識だけでなく、潜在意識もふくまれています。

よくよく考えてみると、何か行動を起こす前に必ず、心が先だということに気づくと思います。

例えば「お昼ごはんはコンビニに何か買いに行こう」と思いたち、そこから実際にコンビニまで出かけるという行動を起こします。そしてお昼を買って、食べて、おなかが満たされるという現実が生まれていきます。

このように、心の中で考えたり感情がわいたりするのが先にあって、それによって、アクションを起こして、日々わたしたちの現実がつくられているわけです。

わたしは、心が現実をつくるという考え方に出会い、「自分が望むことを考えればそれが現実になる」と知ったとき、え？そんなのホントなの？と半信半疑でした。

正直にいうと一部の運のよい特別な人だけができることだと思っていました。

でも、その後、香りと潜在意識をリンクさせる、というわたしが考案した潜在意識アロマⓇで、実践や観察を重ねていきました。

自分の願いを香りを使って潜在意識に記憶させると、その願いがどんどん叶っていくのです。

当時のわたしは、自宅でアロマサロンをオープンしそこから約10年ほど、月の売り上げが2万円ぐらいしかあがりませんでした。

なんとか売り上げをあげて、大好きなアロマの仕事で自立したいと願っていたわたしはアロマの香りをかぎながら「わたしは月商100万円のアロマサロンオーナーです」と毎日朝晩唱え続けました。

そうしたら、約10年も売り上げがあがらなかったのに、本当に唱えた通りの現実が現れたのです。

その後も唱えたことは、どんどんその通りになっていきました。

わたしの初出版の本がその分野ではなかなかないようなベストセラーになることができたのですが、それも同じように潜在意識アロマⓇの手法で、香りをかいで、願いを声に出して唱えていたからでした。

この実践を経て、やはり、心が現実をつくるというのは本当なんだ！そう実感するようになっていったのです。

では、なぜ願いが叶っていくのかについて色々検証していきたいと思います。

引き寄せの法則と波動

引き寄せの法則という願望実現の方法があります。これは一言でいうと「似たような波動のもの同士が共鳴して引き寄せ合う」ということです。

例えば、ポジティブなことを思えば、ポジティブな出来事が起こって、ネガティブなことを思えばネガティブな現実を引き寄せるというものです。ですから、自分が願うことをイメージして、願望実現するという方法なのです。

そこで言われている波動という言葉も、曖昧でちょっとわかりにくいので、そのあたりから解き明かしていこうと思います。

第1章の「梵我一如・わたしは世界、世界はわたし」の節でも、ミクロの物質については触れたので、おさらいになりますが、波動を解説するために、もう一度こちらでもお話ししていきたいと思います。

この世界にある物質は、小さくしていくと分子になり、分子は原子から構成されていて、それは、原子核と電子で構成されていて、さらに超ミクロになると量子といわれるとてつもなく小さなものになっていきます。その超ミクロのものは粒子かと思いきやそうではなく、「粒子と波動の二重性」をもっていると量子力学ではいわれています。

有名な「二重スリットの実験」というものがあります。詳細は省きますが、量子のふるまいが、観測者がいるときは粒子になり、観測者がいないときは波動になるということがわかっています（第1章42ページの図参照）。

このことは、同じ物質でありながら、唯一の固定した存在ではないということをしめしています。観測者の有無でふるまいが変わるなんて、わたしたちの常識からは考えられないことです。

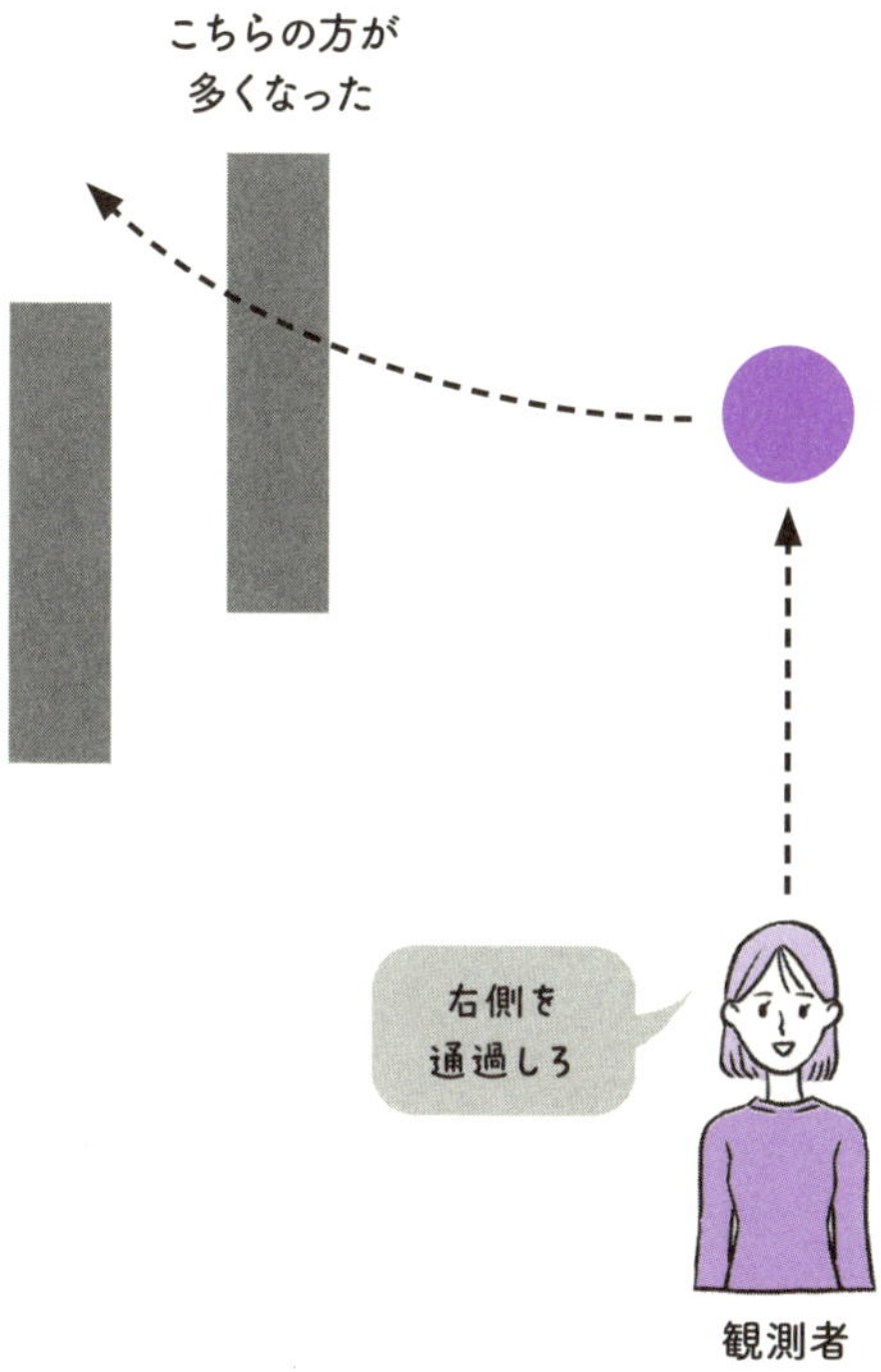

そして、さらに量子のふるまいに、観測者である人間の思考が影響を与えるかどうかを調べた興味深い実験があります。

それは、米国ノエティック研究所の主任研究員ディーン・レイディン博士がおこなったものです。

「二重スリットの実験」で、2つのスリットのうち、片方を量子が通過するように人間が強く念じ始めると、明らかに片方のスリットのほうを多く通過するように変化したのです。その確率は50万分の3で、偶然というには無理がある結果となったのです。このことから、人間の思考が量子のふるまいに影響を与えるのではと結論づけています。

物質だけでなく、わたしたちの思考や感情も波動をもっていると考えることができるのです。

話を元に戻します。「引き寄せの法則」は、似たような波動のもの同士が共鳴して引き寄せ合うという現象でした。

「おーい！」と山に叫ぶと、「おーい！」と声が戻ってくる。

やまびこみたいなイメージにとらえていただけるとわかりやすいと思います。

ですので、あなたの目の前の現実は、あなたが出した思考や感情がもつ波動に共鳴して引き寄せられた（創造された）と考えていくのが、引き寄せの法則です。

良い気分でいれば、良いことが起こり、イライラしていたり不安な気持ちでいたら、そのような現実が現れるということなのです。

ライブに行くのがとても好きな友人がいます。日常でもよく色々なアーティストのライブ動画をみては楽しい気分になっていました。

そうすると、不思議なことに、年間数回にわたり、色々な友達から、ライブのチケットをとったから一緒に行かない？とお誘いをいただくのだそう。そのほとんどがなかなかとれない貴重なチケットなのです。

どうしてこのような現実を引き寄せているかというと、「ライブは楽しいから好き！」という気持ちを宇宙に放っているので、それに応えるやまびこのように、ライブに行けるという現実が現れているのです。

また、これはわたしの体験なのですが、ある時期、不思議なぐらい電車の中で、嫌なことに遭遇しました。

大声で怒って喧嘩する人がいたり、ちょっと肩がふれただけで、文句をいってくるような人に出会うのです。

ちょうどその時期、わたしは家庭内のストレスがあり、怒りやイライラがいっぱいでした。これも怒りやイライラの波動を宇宙に放っていたから、そのような現実がやってきたと考えられるのです。

ここでお伝えしていることは、たまたま偶然とかこじつけとか思うかもしれません。ただ、引き寄せの法則の視点でとらえると、そんな風に解釈することができるのです。

この法則や解釈が本当なのかウソなのかを科学的に証明する手立てはないので、あとはあなたがどう思うかを大事にしていただけたらと思います。

このように「引き寄せの法則」では、自分が意識しようがしまいが、宇宙に放った波動（思考や感情）と共鳴するような出来事が目の前に現実化するという考え方をしています。

つまり、「引き寄せの法則」は**あなたの現実の創造主は、あなた自身ということを教えてくれています。**

この法則を意識的に使えるようになれば、あなたの思い通りの現実を創造できるともいえるのです。

心理学の投影との共通点

引き寄せの法則はどちらかというと、スピリチュアルな分野の考え方なのですが、心理学の世界でも共通したとらえ方をしているので、それについてもお話ししたいと思います。

心理学で投影という考え方があります。

投影とは自分の心の状態や思考が、外側の出来事や人や物に映し出されるというものです。

例えば、Tさんはいつも苦手だと思っていたAさんと朝すれ違った際、目も合わせず挨拶もせずにAさんが通り過ぎて行きました。

その時Tさんは、あんな風に無視するなんて、Aさんはわたしのことを嫌っているに違いない。そう感じます。

でも、本当にそうなのでしょうか？

たまたまAさんは別のことで頭がいっぱいで、Tさんとすれ違ったことに全く気づいてなかっただけで、Tさんを嫌いだから無視したわけではないかもしれません。

でも、Tさんからみた出来事の解釈は、自分は嫌われている。それが本当だと思い込んでいきます。

そして、その後もAさんに会っても、嫌われていると思っているので、なんとなく話しかけづらくなって、避けてしまいます。そうやってどんどん二人の距離がひろがっていってしまうのです。

こんな風に、わたしたちは、自分の心の状態や思考を投影して物事をみています。

そして、それを、信じ込んで真実かのようにとらえるのです。

これが全く同じシチュエーションだったとして、TさんはAさんが大好きだったとします。朝Aさんとすれ違ったけれど、気づかずに通り過ぎて行ったとしたら。

これをどう解釈するでしょうか？Aさんはたまたま気がつかなかっただけ。そう思うでしょう。

さらに、Tさんは、Aさんに「朝すれ違ったけど気づかなかったでしょ」と笑って話しかけて、楽しく会話をするかもしれません。

いかがでしょうか？自分自身が相手を好きなのか、嫌いなのかによって、考えや感情によって、外側で起こっている状況の解釈が変わって、その先のアクションも変わり、その積み重ねで現実がつくられていくのです。

こう考えると、同じ波動のものを引き寄せるという、引き寄せの法則ともほとんど同じなのが興味深いところだと思います。

香りを使って夢を叶える方法とは

このようにわたしたちの毎日というのは、心で何を考えたか感じたかなどがありその先に現実がつくられています。

ところが、この法則を知ってしまうと、むしろ辛くなってしまう人がでてきます。それもそのはずです。

自分では全然望んでいない嫌なことが起こったときに、その嫌な出来事ですら、自分自身が望んで引き寄せたの?と思うと、心底がっかりするからです。

例えば、大好きな人に振られてしまったとき、自分自身がその人に振られたいなんて思っていないのに、どうしてそんな現実を引き寄せたの?そんなこと望んでない!誰もがやるせない気持ちになると思います。

目の前の現実は全部自分が創造している。嬉しい出来事であればいいですが、ショックな出来事や悲しい出来事もと言われたら……

良くない出来事をつくりだしてしまった自分自身を責めてしまう、そんな方も多くいらっしゃいます。

実は「叶わない方がいい」と思っている潜在意識のワナ

望まない現実が起こるとき、顕在意識では、大好きな人に好かれたいと思っているけれども、潜在意識では好かれることを恐れていたり、好かれたいけれども、好かれる自分を素直に受け入れられなかったりしています。

要するに、好かれない方がいいと思っているのです。

ただ、これは自分でも気づかない潜在意識の部分なので、自覚できず、やっかいなのです。

引き寄せの法則を知って願望を実現しよう！と頑張ってもうまくいかない場合は、自分でも気づいていない潜在意識が邪魔をしています。これをメンタルブロックといったりします。

潜在意識は、今までと違う自分になることを一番恐れています。ですから、変化を好みません。**現状維持バイアス**がかかってしまうからです。

過去の恋愛でも、大好きな人には何度も振られてきた経験があるとすると、潜在意識的には、振られた方がいつも通りでよいと思ってしまうのです。

それが現状維持バイアスの力です。だからまた大好きな人に好かれるのではなく、振られた方が、変化しないですむので安心だと思い、無意識にそちらを選ぶようになってしまいます。

わたしは、このような潜在意識と顕在意識のずれが原因でうまくいかないのをなんとかしたいと思って、香りを使って潜在意識を書き換えるメソッド（潜在意識アロマ®）を開発しました。

潜在意識というのは、いってみれば記憶の集合体です。わたしたちの頭にふと浮かぶ考えというのは、過去の記憶の集合体、つまり潜在意識から浮かんできています。

好きな人から愛されないという現実を引き寄せてしまう理由も、もうすこし詳し

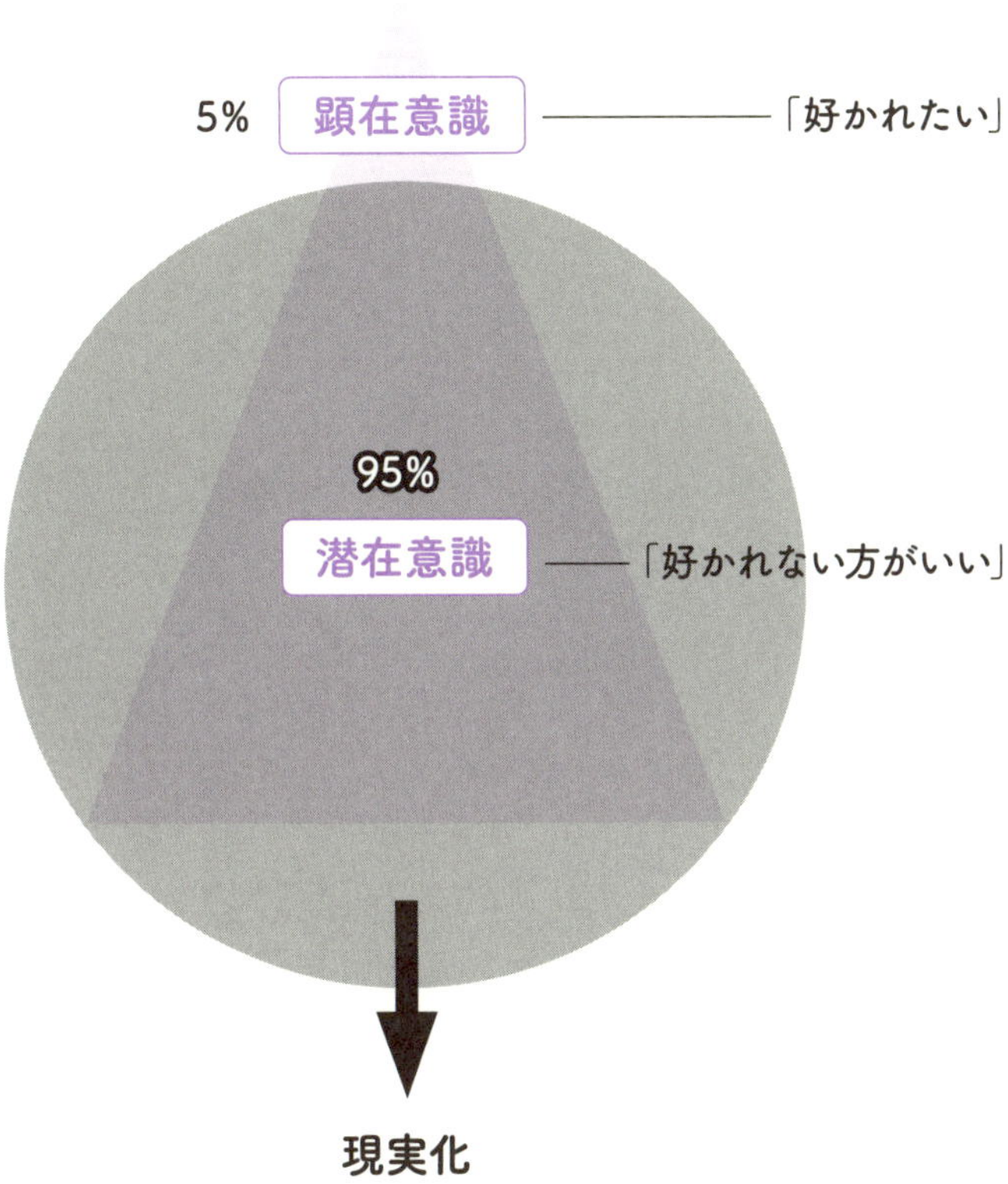
5%
顕在意識
「好かれたい」
95%
潜在意識
「好かれない方がいい」
現実化

くみていきたいと思います。実際にこのようなクライアントの方がいました。

小さい頃、両親は仕事で忙しくて、いつもさみしい思いをし、親の愛情に飢えていました。親に愛されたいのに、親は忙しくて、自分をかまってくれない、振り向いてくれない、愛してもらえないという体験が記憶となって潜在意識の中に深くしまわれます。

そして、いつしか自分が大人になったときにも、大好きな人がいても振られてばかりという現実を引き寄せていきます。

これは、子供の頃に経験した「自分が好きな人は振り向いてくれない」ということを、気づかぬうちに信じるようになって、潜在意識の中に刻まれ、それが現実化しているからです。

こんな風に、望まないことが起きているときは、自分でも全く気づいていないのですが、「信念」となってパワーを発揮してしまうのです。

たとえ、この先も状況が悪い方に向かうとしても、現状を維持しようという心の動きが、強烈に働いてしまいます。

ですから、これに気づいて、記憶の集合体である潜在意識を書き換えないと、望まないことが起こり続けてしまうのです。

潜在意識を書き換えるのに、脳の記憶の部位にダイレクトに影響を与えられる香りを使ったらきっとうまくいくのではないかと考えました。

そこでわたしは、潜在意識アロマ®という手法を開発したのです。

それは嗅覚と脳のメカニズムを利用した方法です。詳しくは拙著『香りが脳を支配する』（クローバー出版）にゆずりますが、簡単に解説をしていきたいと思います。

香りは潜在意識を変えるすごいツールだった！

ふとした瞬間に香りをかぐと、昔のことを思い出す。そんな経験は誰もが一度はしたことがあると思います。

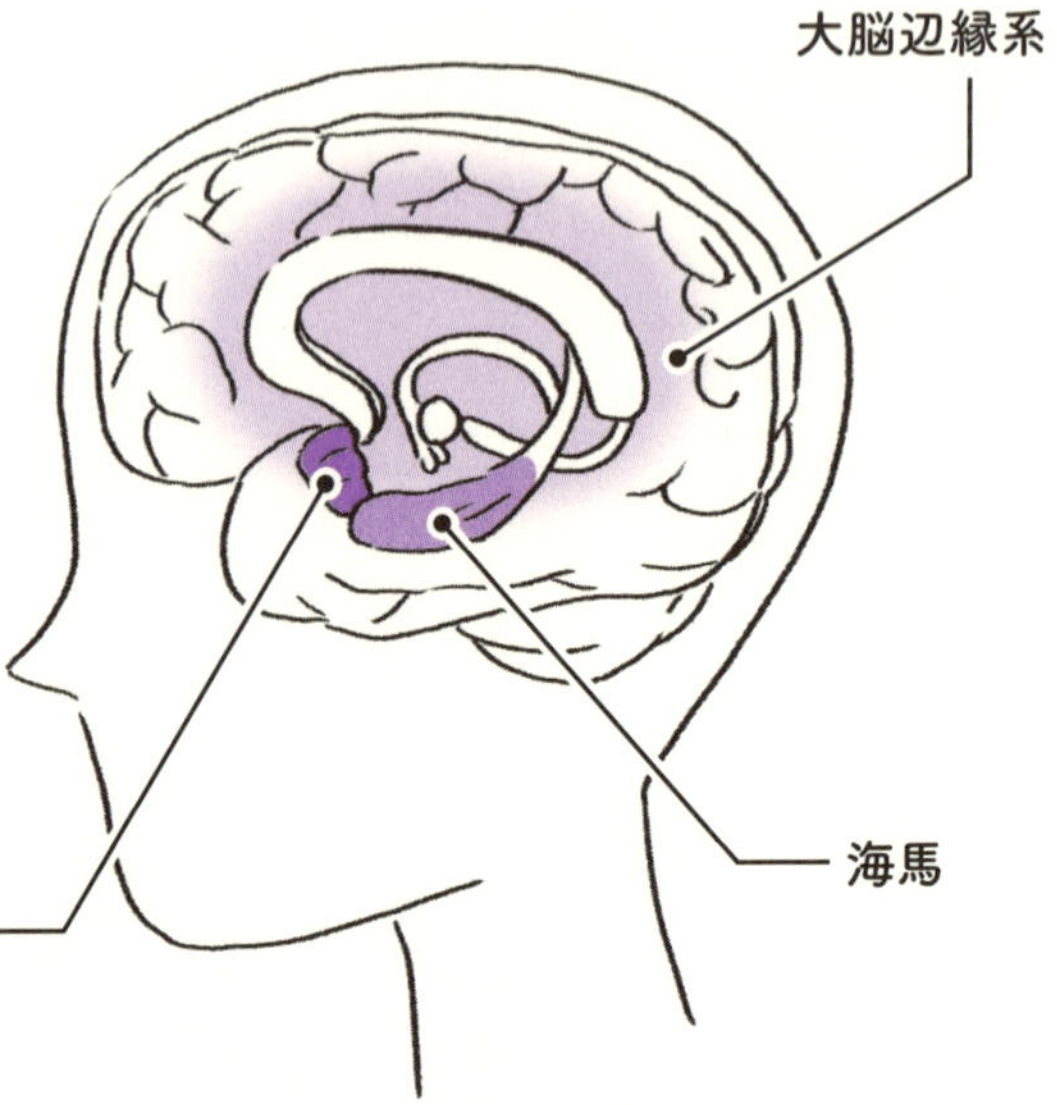

街で昔付き合っていた人がつけていた香水と同じ香りがしてきて、その人のことを思い出したり……

わたしは、中華料理に使う八角の香りをかぐと、大好きで以前よく旅をした香港を思い出します。

このように、香りには、瞬時に過去の記憶を呼びさます力があります。それは嗅覚と脳のメカニズムによるものです。

わたしたちが、香りをかぐと、本能をつかさどる大脳辺縁系の扁桃体や海馬に素早く情報が入ります。扁桃体は、心地よいか、不快かを瞬時に判断しているので、良い香りをかぐと、心地よいと感じます。そしてすぐ隣にある海馬にも情報が入り、この時の状況を記憶します。

記憶された情報は潜在意識に刻まれていきます。

そして、何十年もたったある日、同じ香りをかいだ瞬間、その時の情景を思い出したりするのです。

香りはこのようにその瞬間を一瞬で思い出させることができる興味深いものです。

このことを**プルースト効果**といいます。

詳しくは第6章でも解説していきます。

時間軸を超えて、未来を記憶させたらこんな風になる

望まない現実を引き寄せてしまうのは、潜在意識の中にある、メンタルブロックや現状維持バイアスのせいだとお伝えしました。

それらを解除するためには、潜在意識に今必要な情報をインストールすればいい

のです。

それを効率よくできるツールが香りなのです。

自分が大好きな人に愛されたいと思っても、潜在意識では愛されないかもしれないという恐れをもっているとしたら、

「わたしは自分が大好きな人から愛されています」

このように、今必要な新しい考えを、潜在意識にインストールすればいいのです。

わたしがお伝えしている潜在意識アロマⓇの手法では、アロマの香りをかいで、扁桃体を心地よい状態にしたときにアファメーション（自分に対する宣言文）を唱えていきます。

「わたしは自分が大好きな人から愛されています」

というアファメーションを、アロマの香りとともに朝晩唱えると、香りと言葉が記憶され、潜在意識にインストールされていきます。

これによって、メンタルブロックや現状維持バイアスが解除されて、自分が大好きな人から愛されるという新しい現実をつくることができるのです。

偽物の願いと本物の願いを見分ける

一切唯心造、引き寄せの法則、投影、潜在意識などのお話をここまでしてきました。これらの共通点は、自分の心が現実をつくっているという考え方です。
わたしたちは、人生の創造主ということになります。

そうなると、今、あなたの目の前にある現実世界は全て、あなたの潜在意識を映し出したものだとも言えます。

わたしは2000名以上の方とセッションをしてきて、思い込みが変わったら、すぐに現実も大きな変化を起こす事例をたくさん目の当たりにしてきました。

わたしのクライアントのSさんは、結婚20年以上、ご主人とお子さんがいる女性で、看護師の仕事をしていました。

そんな中、ゆくゆくは看護師をやめて、大好きな香りを使ったカウンセリングを仕事にしたいと思い、勉強をはじめました。その様子をみて、ご主人は、「人の話をきくだけというカウンセリングでお金がもらえるなんて、世の中そんなに甘くない」といって、Sさんのやっていることをこころよく思っていませんでした。

ご主人に理解してもらえないことをSさんはとても残念に思っていましたが、それでも頑張って、仕事や家事を終えて夜おそくにも勉強をしていました。

ところが夜に勉強をしていると、必ずといっていいほど、ご主人が邪魔をしてくるようになりました。ご主人は夜にSさんとおしゃべりをするのが大好きなので、とにかく、勉強の邪魔をしておしゃべりをしようとしてくるのだそうです。

Sさんはそんなご主人の態度にたまりかねて、毎日イライラするようになっていきました。

このイライラをどうにかしたい！そしてご主人が毎日、勉強の邪魔をしてくるのをやめてほしい！そんな気持ちでいっぱいになり、わたしの個人セッションをうけにきてくれました。

セッションでSさんとお話しして、Sさんが本当は何を望んでいるのかについて、気持ちを整理していきました。

最初Sさんは、ご主人に「夜、勉強の邪魔をしないでほしい」といっていました。お話をきいていくと、夜ご主人とおしゃべりをすることが嫌なのではなく、今チャレンジしているアロマを使ったカウンセリングの仕事に理解をしめしてほしいと思っていました。そして応援してほしいという気持ちが大きかったことに気づいていきました。

ご主人に対してイライラして嫌いだと思っていたのですが、本当はご主人のことが嫌いなのではなく、お互いにより深く理解し合いたい、というのが本音でした。

この本音をしっかりと受け入れたところ、その3日後、ご主人が夜のおしゃべりの際に、「実は君と同じで僕も新しい仕事にチャレンジしたいと思ってるんだ。だけど、生活が不安定になるかもしれないからそんなことしちゃだめだよね？」と打ち明けられたそうです。それをきいたSさんは「あなたがやりたいことは全面的に応援するよ、お金だってなんとかなるよ」といってあげたそうです。

ご主人は喜んでくれて、そして「君がやりたいことも応援するよ！」といってくれたそうです。

Sさんが自分の本音に気づいて、ほんの数日後に、このような出来事が起こり、お二人はお互いを応援するような関係に変わったのです。

「どうせ叶わないから願わない」恐れのブロックから自由になる

わたしは2000名以上の方へセッションをしてきましたが、このように自分の本当の願いに気づいたとたんに、外側の現実が変わるという事例を、数えきれないほど見てきました。

なぜ、このようなことが起こるのかをお話ししたいと思います。

Sさんがセッションの最初に望んでいたことは、「主人が、自分の勉強の邪魔をしてきてイライラするのをなんとかしたい」でした。

実際に何度か、ご主人に邪魔しないでほしいとお願いしましたが、全然きいてくれず、いつもイライラするばかりでした。

この時、潜在意識では「主人は、どうせわたしを理解してくれないし、わかってくれない」と思っていたので、それが現実となって現れていました。

ところが、セッションでお話をする中でSさんの本当の望みは「主人に今やっている勉強のことを理解してもらい応援してほしい」ということでした。

ここに関しては、そんなことを望んでも叶わなかったら自分が傷つくという、潜在意識のブレーキや現状維持バイアスがかかっていて、自分では気づけないところでした。

このように、わたしたちは、潜在意識の深い部分で、何かを求めても叶わないかもしれない。願っても叶わなかったらその時のショックに耐えられない。

がっかりする自分をみたくないというブレーキが働いて、最初から願わなくてもいいと無意識に思ってしまいます。

つまり、何かを願い求める以上に、願いが叶わなかったときにショックを受けることのほうがはるかに怖く、誰もがそれを恐れているのです。

これをわたしは潜在意識にある恐れのブロックと呼んでいます。

この恐れのブロックを自覚して、恐れている自分を理解し寄り添って、本当は何を望んでいるのかを明確にできたら、夢はものすごいスピードで叶っていくのです。

自由自在に現実創造するのであれば、心の奥底にある恐れのブロックに光をあてていくのが大切です。

心が現実をつくっていく。

その際に要となる潜在意識の動きを色々な角度からお話ししてきました。ここからわかるのは、やはり、**わたしたちの潜在意識どおりに全部叶っているということなのです。**

このことに気づいてから、わたしは毎日自分が考えていることと、目の前に起こる現実を照らし合わせては考察を重ねてきました。

大好きな仕事でこれぐらいの収入を得たいと思い、行きたいところに旅に行って、必要なものを買うこともできて、自分が好きな人たちに囲まれて生きる。

そんな願いを全て、香りを使って、潜在意識にインストールしました。

そうすると、全てがその通りに叶っていくのです。

決してわたし個人の体験談ということではなく、誰もが恐れのブロックを外して、望むものを明確にインストールすれば、かなり高い精度で本当にそうなるものなんだな！と気づいていくはずです。

一切唯心造、引き寄せの法則、投影、本音に気づく……色々な角度から、心が現実をつくるということについてお話をしました。

第 3 章

「偽物のわたし」を
本物だと思い込んだしまった神話

わたしたちはいつ本当の自分を忘れてしまったのか？

第1章で古くから宗教や哲学で語られてきた「本当の自分（SELF）」について考えてきました。ここからは、『奇跡講座』や『思考の逆転』で語られていることを踏まえて、この世界がどのように生まれて、わたしは誰で、現実創造はどう行われているのかについてお話ししていきたいと思います。

第1章でもお伝えしましたが、神という言葉が出てきます。これは、宗教上の崇めるべきありがたい存在の神様という意味ではなく、このようなことを指しています。

神とは、本当の自分（SELF）であり、全てであり、愛であり、分離がないこと、つまりワンネスです。

ここから先は、本当の自分（SELF）の象徴として「神」という言葉を使っていきますので、ご承知おきください。

純粋非二元（ピュアノンデュアリティ）と言われる、「奇跡講座」の基本的な考え方では実在するものと、実在しない幻想とを明確にわけて定義しています。この世界において実在するものは神＝本当のわたし（SELF）だけと考えています。ですから、それ以外のものは、全てが幻想で、実際には存在していないということです。

そうは言われても、何のことだか理解しがたいと思います。順を追ってわかるように解説していくので、どうか一つ一つのお話に素直な気持ちでついていきてもらえたらと思います。

わたしたちは、この現実世界をリアルだと認識しています。今ここで本を読んでいる自分という存在がいて、家族や友達がいて、住む家があり、職場があり、電車に乗って出かけたり、友達と飲みに行ったりしています。

身体の機能である五感で外側の世界を感じ、日々をおくり、月日がたてば、年を取り、周囲の人々は寿命がくれば死んでいく。それが人生であり、そのような現実世界をリアルに今、確かに生きています。

でも、純粋非二元（ピュアノンデュアリティ）では、

「あなたがみている現実世界その全てが幻想ですよ」

といっているのです。本当かウソか誰にも証明できないところではあります。ただ、ここからのお話を読んでいただくと、あまりにも理路整然とした論理的プロセスをふんでいるので、

「もしかしたら、本当なのかも！」

あなたもそう思えるかもしれません。

それでは、お話を先に進めていきたいと思います。

本当の自分が誰なのかを忘れた神話とは？

そのようにリアルにみえる、わたしたちの現実世界はどうやって生まれてきたのでしょうか。順を追ってみていきたいと思います。

ここからのお話は、『奇跡講座』『思考の逆転』をもとにお伝えしていきます。そちらにあることをよりわかりやすく神（SELF）と神の子（self）の物語としてお話ししていくので、そのつもりで読んでいただくと、すっとあなたの心に入っていくと思います。

＊ここから、この章では神（SELF）、神の子（self）を省略し、神、神の子と記載していきます。

本当の自分（SELF）とは神です。神だけが実在し平安と愛に満ちていました。

その世界は、全てが一つなので、そもそも「分ける」とか「それ以外」という概念が一切存在しません。分離・分割するということ自体が存在しないし、そんなことは絶対に不可能なのです。

神＝愛＝ワンネス以外は、何も存在していませんでした。それだけが実在していました。

ワンネスである神の世界は、何かが失われることもないし、何かが増えることもないし、苦しみもないし、対立も争いもありません。神以外のものが存在せず、全部が1塊の一つであり、全てだからです。そこには平安と愛だけがあり、時間も存在しません。過去・現在・未来という別々に区切られたものは存在せず、永遠の今だけがそこにあります。

わたしたちがいる世界は、自分や何人もの他者が存在しています。人間以外の物質も存在して、全てがバラバラ、個別に独立しています。

ワンネスとか一つということ自体を理解するのは、今のわたしたちにとってかなり難しいことになります。

ちょっと想像してほしいのですが、わたしたちが、生まれたばかりの赤ちゃんの頃はきっと、世界をワンネスな視点でみていたのではないかと思います。

色や形、音、香り、温度、空間などの世界を五感でキャッチし、感じてはいるけれども、それぞれが「ただある」以上でも以下でもないという感覚です。ただただ五感で世界を知覚しているものに、個別の意味づけはなかったのです。

ありのままに認識していたのです。

赤ちゃんの頃は当然、テレビという言葉も知らない、テーブルという言葉も、お母さんという言葉も空という言葉も知らない……その時見ていた世界は、ただただ、それがそのまま在るという認識のしかただったはずなのです。

今お伝えした感覚をイメージしていただくと、分離がないとはどういうことなのか、ワンネスってどういう感覚なのかが少しずつわかってくるかと思います。

わたしたちは、成長する過程で、これはお母さんだよ、これはテレビだよ、これは机だよ。そう学ぶことによって、混然一体のワンネスだったこの世界を分割して、それぞれに言葉というラベルをつけて、全体からそれらを切り離して世界をみるようになっていったのです。

少し話が横にそれましたが、物語を先に進めていきましょう。

そんなワンネスの中で神の子はふと、頭の中で妄想しました（神の子という表現も便宜上つくった表現になります。本来なら神と神の子は別々にわけることはできません）。

「もしも神から離れてみたらどうなるんだろう？神から独立して自由に色々なことをやったら面白そうだな」

神の子は、そんなあり得ないような妄想をしてみたのですが、すぐに、こう思いなおしました。

「いやいや、実際に神から離れるなんてことはできない。だって神も神の子も分割できるものではないし、ワンネスで一つなのだから」

でも、また神の子は思いました。

「実際にはできないけど空想、妄想だったらいくらでも心の中でできるよね！」

そして、

「そうだ！空想の中だけでいいので、神から離れてみよう！」そう思ったのです。

離れてみよう！ということの考えこそが「分離の想念」です。神の子の心に小さな狂った考えが浮かんだのです。

神の子は、さらに妄想を深めていきました。

「せっかくなら神から離れて独立して神とは違う存在になり、神にはできないような体験がしたい」そう思いました。

またこの時点で神の子は自分が抱いた考えは、空想であり妄想だとわかっていたので、神から離れることが現実には不可能だということを知っていました。

つまり、神の子はその妄想は全て自分がつくった幻想だと、しっかりと自覚していたのです。

これが、わたしたちが今、**現実世界と認識している幻想の世界**が生まれる最初の瞬間です。もうすこし物語を進めていきます。

この時、神の子には2つの矛盾した心が同時に存在していました。

「正しい心」＝神から離れることなんてできるはずはない、今もワンネスの中にいるのが自分とわかっている。
「自我」＝神から離れて自由になりたい、神とは違う特別な存在になりたい。

ここでいう「正しい心」というのは、世間一般にいう正しい、間違えているという意味ではなく、あくまで右にかいた説明の意味なのでご承知おきください。

心の中が葛藤という戦場になった最初の瞬間

このように神の子の心の中には、「正しい心」と「自我」と、相反する考えが同

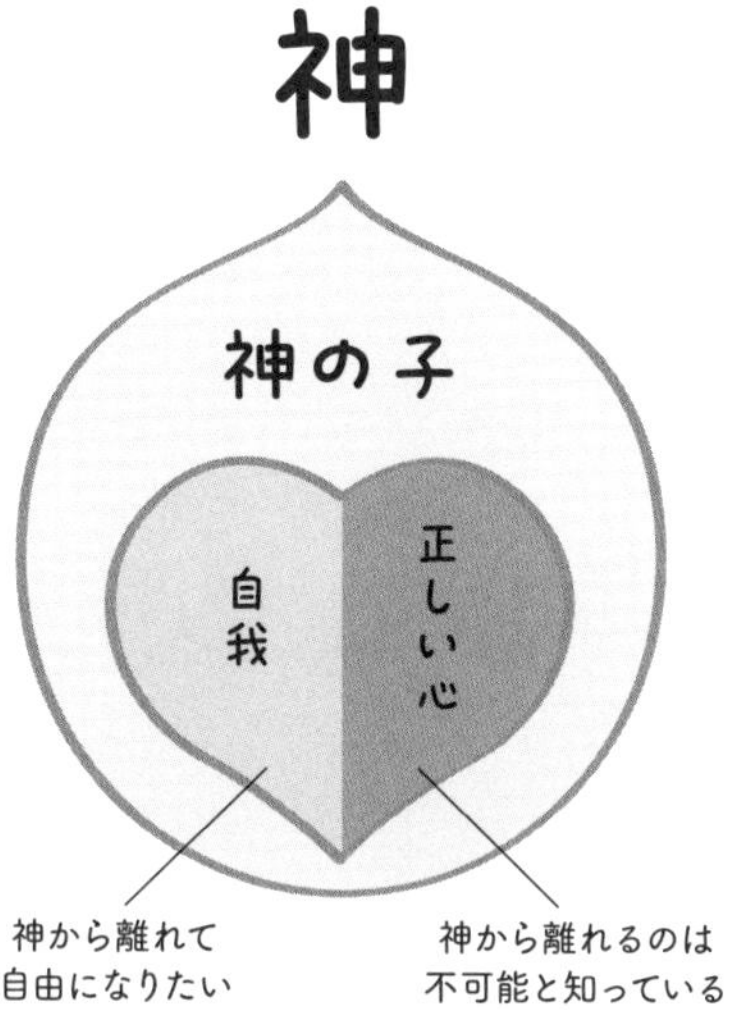

時に存在するようになってしまいました。矛盾した考えなので両方が成立することはなく、どちらかを抹消しなければいけない。それは、心の中が小さな戦場になってしまったようなものです。

誰もが日々色々な出来事で、相反する考えが浮かびAが正しいのか、Bなのかと迷うことがあると思います。

様々な心の葛藤も大本をたどると、神の子の2つの心（正しい心・自我）の葛藤がフラクタル構造のように映し出されているとも言えます。

わたしたちの心の中に、ワンネスなの

か、分離なのかという究極の選択肢が生まれてしまったということなのです。
そして、どちらが正しいのか、いつも心の奥底で2つの考えが戦っています。
繰り返しになりますが、ワンネスというのは、「別のもの」が存在しないことなので、**選択肢**というものすら存在しないのです。ワンネスというのは、だからこそ平安選択肢がなければ悩むことはできません。ワンネスというのは、だからこそ平安しかない愛の世界なのです。

神の子の物語を続けていきます。

神の子は、いつでも自分の心の中に、神からの分離は不可能だと知っている「正しい心」と、神からの分離は可能だと信じたい「自我」をもち、どちらかを毎瞬毎瞬、自分の意志で選択しないといけない状態になってしまいました。

そして、どうなっていったかというと……。

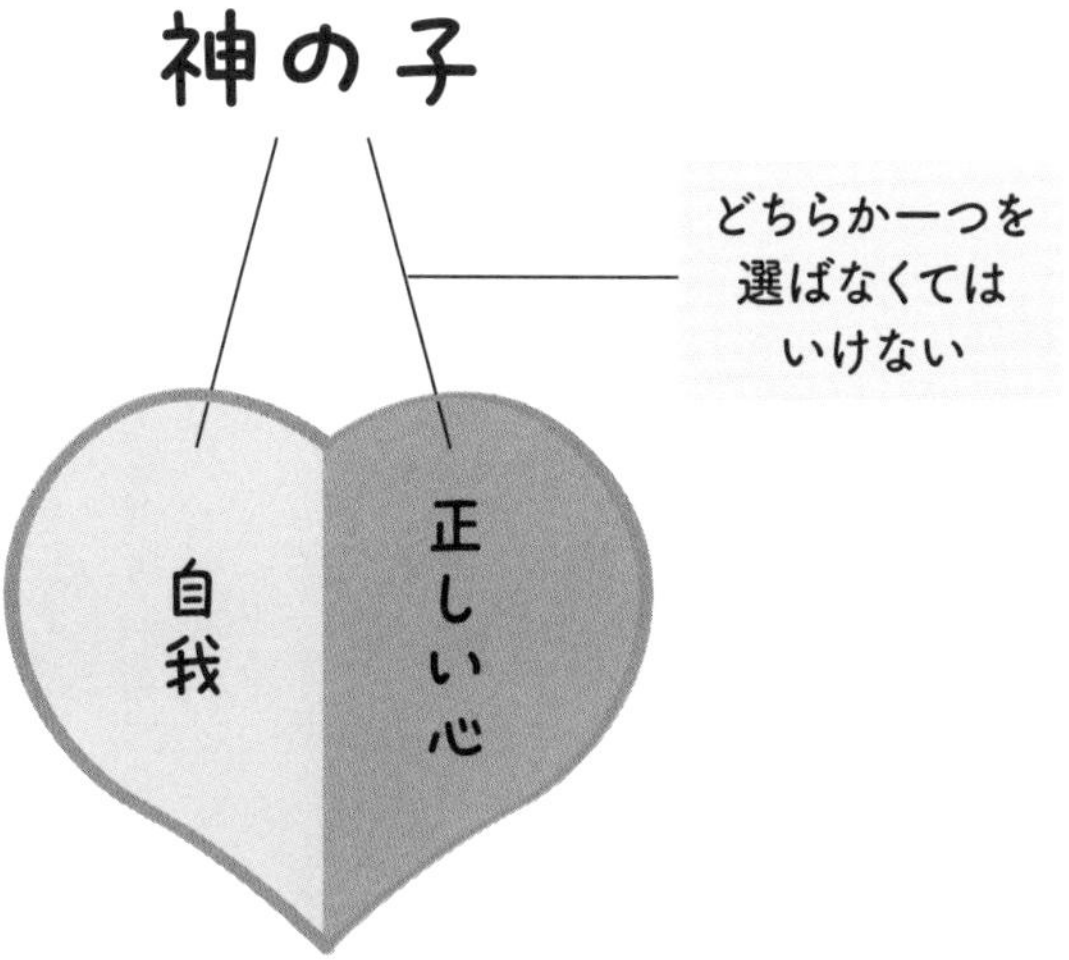

本来であれば、神からの分離は不可能なのですが、神の子は、自分が抱いた小さな狂った考えを信じこんでいきます。「神から分離して自由に、神とは違う体験をする」

その妄想を信じ続けていったのです。

ただ、自分が自分で妄想を信じているとわかっていると、面白くもないし、ハラハラドキドキもできないし、しらけてしまう。どうにもリアリティがわかない。

そこで、どうやったら妄想をリアルに感じられるかを神の子は考えました。

そして、このようなプロセスを踏むこ

とを思いついたのです。

自分が自分で妄想を信じることを決めた。
そのこと自体を忘れてしまうことにしたのです。

これは、言い換えれば、自分で自分にウソをつくということです。都合が悪いことは忘れてしまう。簡単にいえばそういうことです。

都合の悪いことは忘れてしまう……これは、心理学でいう「解離」という心の動きになります。

解離というのは、嫌な体験を心にとどめておくことができず、そのこと自体を無意識的に忘れようとする心の働きで、防衛機制という心を守る仕組みの一つです。

こうして、神の子は自分が自分で妄想を信じることを決めたのを無意識下で忘れました。そして、神から分離して独立した存在である自分がリアルだ！と信じこんでいったのです。
この状態なら、ハラハラドキドキ興奮もできて、まさに願った通りなのです。
これこそが、わたしたちは本当の自分が誰なのかを忘れた瞬間といえます。
そして、それはウソを信じたことでもあり、自分自身を騙すことで成立したのです。

ウソとか騙すとか、あまりいいお話ではないのはどうかお許しください。でもこのようなプロセスを経ていることは、その先のお話でわたしたちの心の動きについて、非常に納得感のある部分となるので、拒否反応をしめさずに受け入れてもらえたら嬉しいです。

ここまでは物語を通して、わたしたちが、本当の自分が誰なのかを忘れてしまったプロセスについてお話をしました。

こうして、わたしたちは、神であり愛でありワンネスであり平安しかない世界にいる本当の自分（SELF）をすっかり忘れて、偽物の自分（self）を信じてそちらが本当なんだと思うようになっていったのです。

わたしたちの心は「一つの心」に集約される

神話形式で神の子の心についてお話をしてきましたが、実はこのことは、わたしたちが共通してもっている集合的無意識とも言えます。

集合的無意識というのは、心理学者のカール・グスタフ・ユングが提唱した考え方で、人類共通の一つの意識があるという考え方です。

神の子の心というのは、わたしたちが一人ひとり、バラバラに分離する以前の心なので一つしかありません。

そしてそこから、一人ひとり、80億人という個別の自分に分離するというプロセ

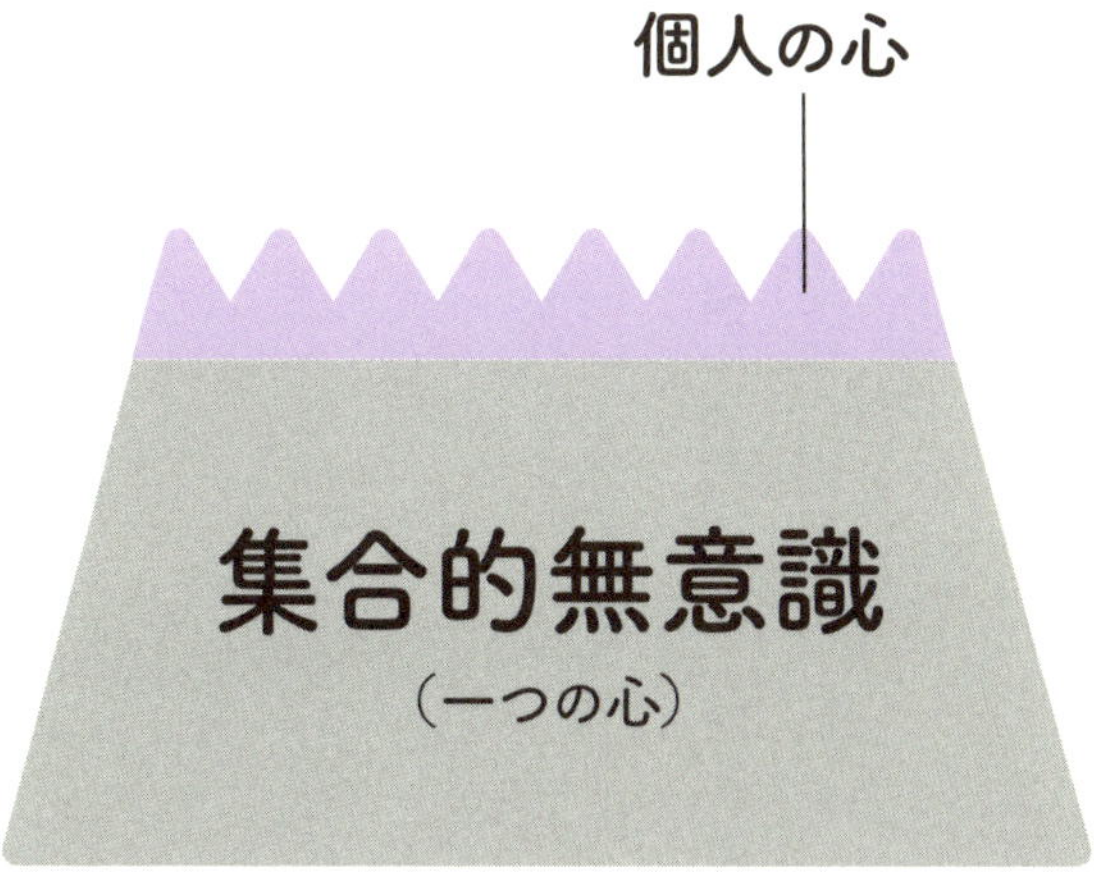

スをふんでいきます。

ですから、実は全員が共通してもっている大本の「一つの心」というのは、ユングの集合的無意識と近いニュアンスです。

神の子の神話も、集合的無意識でのお話だと思っていただけると、理解がしやすいでしょう。

つまり人類が共通してもっている心の領域でのお話なので、注意深く自分の心の内側を観察すると、腑に落ちることも増えてきます。

また、微細な心の動きに気づけるようになると、実際に自分の中にこのような心の動きがあったのだということを実感する方も多くいらっしゃいます。それには、自分自身の心の動きを客観視する力が必要となります。その方法については第7章で解説していきたいと思います。

罪悪感をなかなか手放せない理由

わたしたちには、様々な感情があります。ネガティブ感情の中でも最も根源的なものが、罪悪感です。

これは、神の子が自分で自分を騙したことが原点となり生まれています。

解離によって、忘れてしまっているのですが、どこかでうっすら覚えているのです。

「自分で自分を騙しこんでいるなんて、神を裏切ってしまいとんでもないことをしてしまった！」という感覚が罪悪感という感情を生んでいます。

実際にわたしたちの日常生活でも、罪悪感という感覚が、様々な場面で頭をもたげてくるかと思います。

友達との会話で、悪気なくいってしまった余計な一言を夜寝る前に思い出し、悪いこといっちゃったかな?と気になってしまったり、家族に対して、キツイ言い方をしてしまったあとに、罪悪感にさいなまれ、そのような言い方をした自分を責めたり……

このように「あ〜やっちゃった!」という罪悪感はわたしたちの心の中に日常的にもよく浮かぶ感情だと思います。

罪悪感を手放そう、自分を責めるのをやめようと、その苦しみからの解消法なども色々な本で紹介されたりしています。

でも、そう簡単に手放せるものではないと感じたことがある方もいらっしゃるかもしれません。

この神の子の心の動き、プロセスを知ると、そもそもの原点が、「大変なことをやっちゃった」という罪の意識にあります。そこから罪悪感が生まれています。分離という、幻想の世界はここからスタートしているのです。だから罪悪感は、そう簡単に手放せないことが理解できると思います。

自分を責めて苦しくなることがあっても、そんな自分にダメ出しをせずに、そういう時もあるよね、と受け入れてあげるといいでしょう。

神との約束をやぶって激怒され罰を与えられるストーリー

西洋や東洋の神話でも神の怒りにふれ、恐れたり罪悪感を抱くというストーリーはいくつも存在します。

有名な聖書の「エデンの園」も神を裏切って罪が生まれるという神話です。アダムとイブは、エデンの園で何不自由なく幸せに暮らしていました。そんなエデンの園でのルールはたった一つ。

「この園の中央にある樹からは実を食べてはいけない。食べたら死んでしまう」

というものだけでした。

ある日、蛇が現れて、「この実を食べても死ぬことはないよ。むしろ、神のように賢くなることができるよ、食べてごらん」。そう、そそのかされたアダムとイブは、その実を食べてしまいます。

その後、二人は急に、裸でいることに恥ずかしさを感じるようになりました。そして、いちじくの葉っぱで体を隠すようになったのです。

彼らは禁断の実を食べてしまった罪悪感や、恥ずかしさを感じていました。

神にもばれてしまい、怒った神からは、しかられてしまいます。

「どうしてあの実を食べたのか！」と問い詰められたアダムとイブは自分のせいではなく、そそのかされてやったと、蛇に責任転嫁しました。でも神はそれを許すはずはなく、罰として、労働と出産の苦しみ、さらにいずれは死をむかえるようにさせられてしまったのです。そして、エデンの園も追放されてしまいました。

このように、神を裏切ったことによって、罪を犯したという概念が生まれ、そこから、罪悪感や羞恥心が生まれた様子が描かれています。

先ほどの、神からの独立を企てた神の子のストーリーとよく似ているところは興味深いです。

罪という概念から色々な感情が生まれました。

いずれにせよ、そこから罪とか罰という概念が生まれ、罪悪感やその他様々な感情が生まれていくところをみると、人間の苦しみの根源がここにあるのではないかと感じます。

神の子は、神から独立してみたいという妄想を抱きました。

それはあくまで妄想で、そんなことは不可能だ！と知っていました。でもそれを本当のことだと信じこむために、自分で自分を騙しました。そして、妄想は現実になっていきました。

全部ウソだと知っている自分が記憶の奥底にいます。

その矛盾を知っている心は、何とも言えないうしろめたさや罪悪感を覚えたのです。

そして、そのような自分に対して、なさけなさ、怒りや憤りなどのネガティブ感情を抱きます。

同時に、神から離れ遠い世界にきてしまったことの、さみしさ、悲しさ、神のもとに帰りたいというなつかしさ、せつなさ、本当は神と一体であって何一つ問題なんてないという、喜び、愛、嬉しさ……

わたしたちの、あらゆる感情は全てここから生まれたといっても過言ではないのかもしれません。

こうして、本当の自分（SELF）＝神でワンネスだったわたしたちは、偽物の自分（self）を信じ、自分が誰なのかもわからなくなっていきました。

そして、幻想のストーリーの中に放り込まれて、世界を創造していったのです。

ワンネスから分離した瞬間に創造が生まれた皮肉

ここまで、純粋非二元（ピュアノンデュアリティ）の考え方で書かれた『奇跡講座』や『思考の逆転』で語られていることを踏まえて、この世界がどのように生まれたのか、なぜ、わたしたちが見ている世界は幻想だというのか、その最初の瞬間について詳しく解説してきました。

それを踏まえて、この先も進めていきたいと思います。

ワンネスにいながらにして、神の子の分離の妄想からスタートしたこの世界は、ここからどんどん膨らんで、果てしなく拡大していきます。

心の中の想像がまさに現実創造になっていったのです。でも皮肉なことにその世界は全部幻想なのです。

それは神の子が夢を見ている状態ともいえます。

でも思い出しさえすれば、本当の自分（SELF）＝神への帰り道は用意されているのです。それこそが、悟りや目覚めなのです。

今わたしたちが自分と思っている存在は、偽物の自分（self）と言われても、ピンとくるお話ではないと思います。

仮にそうだったとしたらという視点で、この世界をみてみるのも新たな発見があり面白いと思います。

「思考が現実化する」のはやっぱり本当だった⁉

先ほど、神の子の心は常に、「正しい心」か「自我」か、どちらかをいつも二者択一しているというところに触れました。

神からの分離は不可能で、ワンネスのみが実在しているとわかっている「正しい心」と、神からの分離は可能だと信じたい「自我」とが、心の中でいつも戦っています。

神の子は、毎瞬毎瞬、そのどちらかを無意識下で選択しているのです。

そして、わたしたちがいつもみている世界を、これは幻想ではなく現実だと認識している時点で、「自我」を選んでいるということになります。


自分でそれを選んでいるという自覚はもちろんありませんが……

「自我」は、神から離れたい！神から独立して自由な存在になりたい、神にはできない経験がしたいと願っていました。


そして、それが実際に叶っているのが、あなたが今見ているこの世界なのです。

時に、わたしたちは苦しいことや辛いことを体験します。

それも神の子が願った通りということです。なぜなら、神であるなら、愛と平安しかないので、悲しい経験などはできないからです。

願いは全てその通りに現実創造されているのです。

自己啓発や引き寄せの法則、願望実現法の世界では、思ったことが現実になるとか、イメージしたことが叶うとか、信じたらその通りになると言われています。

わたし自身、願望実現法を教える仕事をしてきて、思考が現実化するということにずっとかかわってきました。

潜在意識アロマⓇという、香りを使って潜在意識を書き換える手法を開発して、今まで約20，000以上の人に願望実現法を教え、自分自身も実践してきました。実践の中で、潜在意識にインストールされたこと、イメージしたことが確かに現実化するという事例をたくさん見てきました。

『奇跡講座』で語られている神の子が妄想を信じ込むことによって、創造が起こり現実のものになったというストーリーは、一般的にいわれている自己啓発や引き寄せの法則と全く同じ理屈になります。

心が現実をつくっているのです。

そういう意味では、神の子は全ての願いを叶える天才といえます。

本当のわたし（SELF）を忘れ、個人の自分（self）の人生を今、誰もが生きています。そこで、目標達成したいと日々頑張っているわけなのですが、あなたも思い通りに夢を叶える力を持っています。

神の子の現実創造力と同様のとてつもない力が備わっているからです。

あなた自身も、そのような力をもっている自分に自信をもち、やりたいことをどんどんやって飛躍する人生を歩んでいっていただけたら嬉しいです。

ここまで、『奇跡講座』で語られている、神の子が現実創造をはたしたプロセスについてお話ししてきました。

次章では、なぜこの世界には、個人の自分（self）が存在するのか、宇宙や時間が存在するのかについてお話ししていきたいと思います。

第 4 章

「宇宙」や「時間」や「わたし」が生まれた理由

このままずっと夢を見続けていたい

前章では、『奇跡講座』や『思考の逆転』で語られている内容をもとに、「本当のわたし（SELF）」を忘れたプロセスや、わたしたちが見ているこの世界が生まれた瞬間のことをお話ししました。ここから先も、これらの本の考え方をベースにお話を進めていきます。

もともと神の子であるわたしたちは、思った通りの世界を創造するとてつもない力を持っていることについてもお話をしてきました。

ここまでは、ワンネスの中で、神の子が、分離の妄想をいだいて夢を見始めたところまでのお話でした。

そこから、今わたしたちが、「自分自身」と認識しているわたし（self）はどうやって生まれてきたのか？そして、自分以外の他人はどうやって生まれてきたのかについてもお話ししていきたいと思います。

神の子が、分離の夢を見始めたときは、まだ自分や他人などは存在していません。どうやって、自分と他人という風に別々に分割されていったのでしょうか？

神の子が分離の夢を見続けるか、本当の自分（SELF）であるワンネスに戻るかの2つの選択肢ができてしまったところから、おさらいしながら進めていきたいと思います。

せっかくなので神の子は、分離の夢を見続けたいと思っています。神から独立して自由になり、神ではない体験がしたい！そんな強い思いをもっているので、そう簡単に本当の自分（SELF）に戻ろうなんて考えませんでした。

それなら本当の自分（SELF）である神に戻る選択肢があるということを、まるごと忘れてしまえばいい！そう思ったのです。そうすれば永遠に、この夢から覚めずにいられるのですから。

そんなわけで、神の子は、本当の自分（SELF）を「解離」で忘れ、分離の夢を見続けているのです。

ただ、どこか心の奥底で、自分を騙したうしろめたさや、神から離れ見捨てたことへの罪悪感にさいなまれ続けるようになったのです。

そして、心の奥の深い部分で、自分は「神を見捨てて出てきた」という取り返しのつかない罪を犯したと信じ込むようになっていきました。

ここから「罪」という概念が生まれました。

そもそも、神と神の子は一体でワンネスなので、それ以外のものは実在していません。

ですから、神の子が自分は罪を犯してしまった。そう信じ込んではいるものの、それも全部妄想で、実際には起こっていないことなのです。

つまり全部ウソ＝幻想なのです。

ということは、**本来、罪というものはどこにも存在しないということになります。**

そして、それに付随して生まれる、罪悪感や恐れという感情も全部幻想世界でのお話です。本当は、罪悪感や恐れというものすら、実在せず幻想なのです。

わたしたちが、日常で感じる罪悪感や恐れは、全てここで話しているもののことです。本質的には、わたしたちが感じているこれら不快な感情も、実在するものではないのです。

そう思うと、救われるし、少しほっとするかもしれません。ただ、わたしたちは、この世界をリアルと信じているので、罪も恐れも存在しないと言われても信じることはできないと思います。

話を先に進めます。

この世界が存続できるのは「罪」があるから

罪という概念が生まれると、そこからは、いつも心の奥底で「なんかとんでもないことをしでかしちゃった」と罪悪感を覚えるようになります。

さらに、神を見捨てて出てきたので、そのうち神が怒り狂って罰を与えるかもしれないと恐れるようになっていったのです。

集合的無意識の深いところの心の動きは、わたしたちがみな、普段の生活の中で感じている心の動きに映し出されています。

様々な場面で、罪悪感を覚えたり、恐れが生じる原型はここからきているといってもいいでしょう。

でも、実はこれもまた、「自我」が、分離の夢を見続けたいからこその、策略といってもいいのです。

もしも、罪という概念がなければ、簡単に、本当の自分（SELF）を思い出し、神の子の分離の夢は、終わってしまうからです。

このようにして、**罪という概念は、分離の夢を存続させるためのキーポイントになっています。**


罪を犯してしまった！

取り返しがつかないことをしてしまった！その罪悪感を一人で背負うのは大変すぎました。そして、その罪を誰かになすりつけて、自分を楽にしようと思ったのです。

実はそれが目的で、自分以外の存在をつくりだすようになりました。

最初、罪をなすりつける相手は「神」でした。


本当は自分が神から離れたのにもかかわらず、神が自分を追放した、神が自分を見捨てた。そういうストーリーに仕立て上げたのです。

前章でもそのような神話があるということをお伝えしましたが、そんな風にして、罪を神になすりつけることで、罪を犯したという重荷から解放されようとしたのです。

でも、不安はぬぐいされず、いつか神に処罰されると恐れるようになっていきます。

ここで、処罰するもの、処罰されるもの。

加害者、被害者という概念が作り出され、さらに神が加害者で、自分は被害者という関係性をつくっていきました。

こうして、神の子の心の中は、常に被害者と加害者がいて、対立して脅かされ戦いの場となってしまいました。

ここまでのお話も、わたしたちの集合的無意識の深いところにある心の動きのお話です。

この話をきくと、自分には関係のないお話に思えるかもしれないのですが、でも

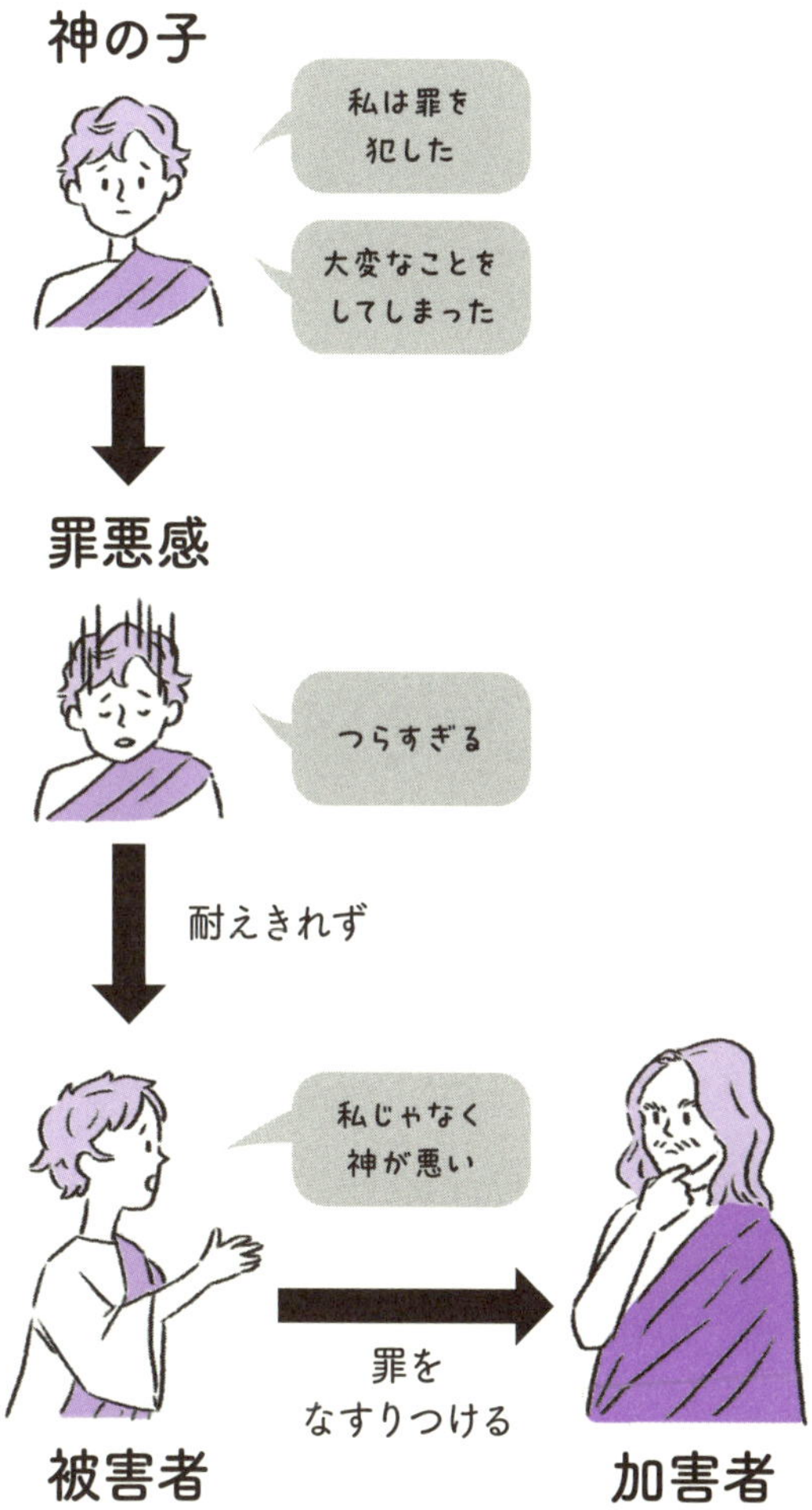
神の子
私は罪を犯した
大変なことをしてしまった
罪悪感
つらすぎる
耐えきれず
私じゃなく神が悪い
罪をなすりつける
被害者
加害者

なんとなく、わかるなという感覚があるはずです。

わたしたちは、日常生活の中でも、似たような心の動きをいつも感じていないでしょうか？


例えば、順番待ちの列にずるして、目の前に入り込んだ人がいたとしたら、あの人はずるい！わたしの方が先だったのに！とイライラしたりしますよね。この時、相手が加害者、自分が被害者になっています。

あの人にひどいことを言われた！とか、わたしの考えは正しくて、相手は間違っているとか……常に人間関係の中に被害者、加害者のような構造をつくっては、心の中で戦っています。

「自我」のなかで繰り広げられる神と神の子の、あの関係性と全く同じ心の動きなんです。

こうして、神の子の心の中には、被害者と加害者が生まれました。

それらが常に、対立し、心の中はまるで戦場のようになったのです。

こんな居心地が悪いところは嫌だ！
こうして、神の子は、こんな恐ろしいところから逃げ出したい。
そう思うようになりました。
そして、ついに、そんな居心地が悪い心の中から、逃げ出すことを決意します。
それについて『奇跡講座』ではこのように述べています。
ここに書いてある「それ」というのは、「神の子の心」という意味です。

それは分裂し、細分化し、さらなる分割を幾度となく繰り返してきたため、かつて単一であったし、今も単一であると知覚することは、今ではほとんど不可能となっている。（『奇跡講座』・Ｉ―18・14：3）

神の子の心が、無数の心に分割されたこの時、わたしたちが今、こうしてみている、物理的な世界が作り出されたとしています。

それは、もうワンネスではなく、バラバラに分割された、分離の世界、物理的な世界です。

実際に、わたしたちが今みている世界は、宇宙があり、地球があり、日本があり、自分の家があり、そこに家族が住んでいて、日々仕事をし、プライベートもすごし、そして、日々の生活を営む。そんな世界です。

それらは全て神の子の一つの心が投影されてできた世界、『奇跡講座』ではそれをわたしたちが日常にみている世界だとしています。

そしてそれは全ては神の子の夢。つまり幻想なのです。

本当は自分も他者もいないけれど全部が自分でもある

少々わかりづらい概念かもしれませんが、まずは、プロセスを追いながらそういうものなのかとご理解いただければ大丈夫です。

このように、この世界は幻想だとする考え方は、第1章でもお話したように古いインド哲学や仏教でもいわれてきていることです。『奇跡講座』では、どうして幻想なのか、それをなぜリアルだと信じ込むようになったのかを、かなり詳細なプロセスをふんで解説してくれています。

このプロセスをたどると、もともとは一つだった心が、分離・分割され、投影によって世界が映し出され、自分や自分以外の人たちなどがつくられていったということがわかります。

ということは、本当は自分も他人も一つだったということになります。

このことを、非二元（ノンデュアリティ）では、「わたし（という個別の自分）はいない」と表現したり、他人も全てが自分と表現したりします。『奇跡講座』でも、この世界は全て神の子の一つの心の投影と考えます。

ですから本当は、自分も他人も、区別はないとも言えるし、個の自分（self）なんていないとも言えるのです。

自分も家族も友達もそれら全ては、神の子の一つの心からの投影で、大本は一つ。本当はこの世界の人全てが、自分自身ということができます。

ユングは集合的無意識で人はみな一つの心でつながっていると考えていますが、それと同じことです（第3章105ページの図参照）。

そして、神の子の心の投影によって、わたしたちの世界が生まれました。

手に負えない心を外側に投げ出す仕組み

第2章の「心理学の投影との共通点」の節でも触れましたが、ここで投影とはどんな意味なのかを確認していきたいと思います。

投影とは、心理学者のジークムント・フロイトが提唱した、心を守る働きである、防衛機制の一つです。

「自分が受け入れられない自分の感情や不快なもの、あるいは自分の悪い部分などを相手に映し出して、相手が持っていると思い込むこと」。これが投影です。

先ほど、神の子の心の中は戦場になり、そこから逃げ出したといいましたが、まさに、神の子は、抱えきれないほどの不快な感情をもっていました。

神から離れ、自分はとんでもない罪を犯してしまったと思い込んでいたからです。そして罪悪感にさいなまれ、いつか処罰されると恐れるようになりました。そんな感情を抱えきれずに、外側になすりつけて自分の心を守ろうとしました。

そのためには、外側に映し出す対象が必要となります。映し出す対象として、わたしたちが見ているこの世界が生まれたとしているわけです。

このように、神と神の子が分離し、さらに投影によって、自分や他者や世界が生まれていったという神話が『奇跡講座』や『思考の逆転』で語られています。

本当の自分(SELF)から離れた18ステップ

本当の自分（SELF）がどうやって、個の自分（self）にわかれていったのか。

ここまで、わたしたちの目の前にある現実世界がつくられたプロセスと理由についてお話ししました。

少し複雑だったので、全体像がわかるように順をおってまとめておきたいと思います。

それによって、わたしたちがみている時空という概念がどこで生まれたかもわかってきます。

1　ワンネスで神も神の子も一体、愛と平安だけがあった
2　神の子が「神から離れて独立して自由になってみたい」と妄想した
3　神の子はそんなことは妄想であって、リアルにはできるはずがないとわかっていた
4　妄想だとわかっていると、全然リアリティがなくてつまらないから、これを本当だと信じ込もうとした
5　信じ込みたいけれど、そんなことはできるはずがないとわかっている自分もい

て葛藤した

6 それならば、自分にウソをついて、妄想がリアルだということにしようと考えた

7 リアルだと思い込むのだけれど、すぐに、これってウソだと思い出しそうになる自分もでてきて、妄想を本当に楽しむことができずどうしようかと考えた

8 そうだ！これが妄想だということを全部忘れてしまえばいい！そう思い、忘れてしまった

9 妄想（ウソ）を信じ込んでいるので、自分を騙しているうしろめたさ、さらにどこかで、神を裏切ってしまった自分に居心地の悪さを感じるようになった

10 そこで、自分はとんでもないことをやってしまった！と罪を犯したということを信じるようになっていった

11 罪を犯したと信じることで、新たな感情が生まれた

12 大変なことをしてしまったという「罪悪感」と、この先神に処罰されるかもしれないという「不安」「恐れ」がここでつくられた

13 罪を犯してしまったと信じると、それが辛すぎて抱え込めなくなり、自分は悪

くない、悪いのは神だと責任転嫁するようになった

14 罪を犯したのは自分なのに、それを受け止めきれずに、神が加害者、自分は被害者という関係性をつくりだした

15 こうして、神の子の心の中は、罪、加害者、被害者、罪悪感、恐れ、不安でいっぱいの居心地の悪い場所となってしまった

16 その居心地の悪さに耐え切れず、外側に投影するようになった

17 投影するためには、映し出す場所が必要で、それが、わたしたちがいつもみている時空をもつ世界となった

18 こうして投影として、わたしたちの日常の世界（自分や他人や物質がある世界）がつくりだされた

ここまでの流れをまとめました。

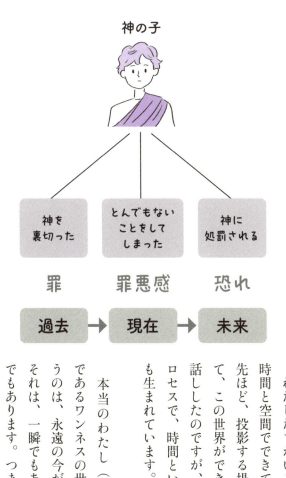

時間はそもそもどこからどこに流れているの？

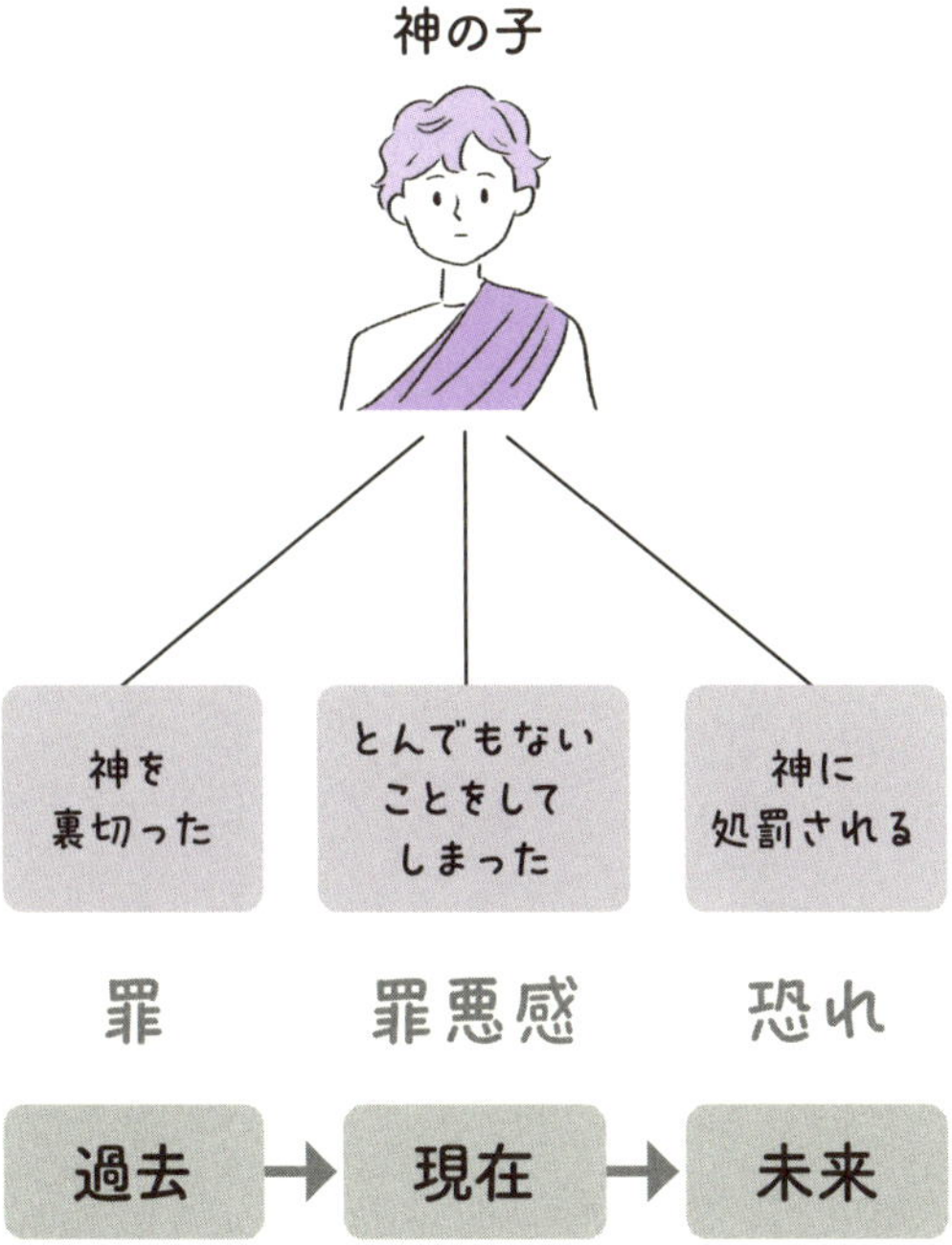

わたしたちがいる世界は、時間と空間でできています。先ほど、投影する場所として、この世界ができたとお話ししたのですが、このプロセスで、時間という概念も生まれています。

本当のわたし（SELF）であるワンネスの世界というのは、永遠の今があって、それは、一瞬でもあり永遠でもあります。つまり、それもワンネスなので、時間を分割するという概念はないのです。

でも、わたしたちのこの世界には、過去・現在・未来という時間の流れがあります。それもまた、罪という概念を起点にして生まれています。

神の子は、とんでもないことをしてしまった！罪を犯してしまった！そう思うのですが、それは時間軸でいうと、過去になります。

そして、罪を犯してしまった過去があるからこそ、現在、罪悪感にさいなまれるようになります。そして、未来、罰をうけるかもしれないと考えるようになり、未来がつくられていきます。

このように、過去・現在・未来の時間の流れや、ネガティブ感情である、罪悪感や恐れも、罪という概念がつくられたことで生まれてきたというのは、とても興味深いところといえます。

『奇跡講座』ではこのようにして、時間と空間というものがつくられたと説いています。

永遠にループする今

わたしが10代の頃、不思議に思っていることがありました。

過去や未来があるのは当たり前だけど、いつもわたしがみているのは今だけだよな〜。

でも過去や未来というのがあるって不思議だな。わたしは一度たりとも、今以外をみたことも体験したこともないな〜。過去や未来っていうのは頭の中にだけあるもので、本当はないのかな？みんなは疑問に思わないのかな……

そして、こうも思っていました。今わたしは宮城県にある自分のお家にいるけど、東京とかニューヨークとかも今同時にどこか遠くにある。でもわたしは一度もそれがあるのを、実際に見たことがないよな〜。

もちろん、テレビ中継とかで他の場所があることを証明できているかもしれないけれど、でも、今ここに自分がそれを見ることはできない。

それなのに、たしかに在るって証明できるのだろうか？
こんな疑問でした。
もしかしたら、今この本を読んでくれているあなたも同じことを考えたことがあるかもしれません。

一般的にも、実際に目に見えるものは信じるけれど、見えないものは信じない、見えないものは非科学的だという人もたくさんいると思います。
幽霊を信じる人もいれば、信じない人もいるように。

それと同じ考えだとすると、今ここ以外の場所が実際に存在していることだってかなり疑わしいことだと思うのです。

また今以外、過去や未来という時間が存在するということも同じです。全ては、わたしたちの頭の中でつくりだしているだけで、実際に体験し、見たことがある人は誰もいません。

ですから、過去や未来も存在しているかどうかは定かではないんです。

わたしは、そんなことをずっとずっと思っていました。

ちなみに、量子力学ではこれ以上分割できない最小単位「空間量子」が連続することで、時間や空間といった一つなぎのものが存在するかのように見えるだけ、それが、わたしたちが認識している時空だとしています。

このように考えると本当は、今ここ以外にはないのかもしれない。という考えもあながち、突拍子もない考えとはいえないのではないでしょうか。

『奇跡講座』でも、同じように、過去も未来もなく、今ここだけが連続しているようにみえているとしています。

先ほど神の子が妄想して、この世界が生まれたというプロセスでいうと、以下の瞬間になります。

神の子が、ワンネスから離れて、2つの選択肢が生まれたところです（第3章の99ページ）。

神からの分離はあり得ないと覚えている「正しい心」と、分離は可能だと信じ込んだ「自我」、そのどちらかを選ぶ、まさにその瞬間こそが**今ここ**だといっています。


そして、わたしたちは、毎瞬毎瞬、今も、神からの分離は可能だと信じ込んで、自我を選んでいるのです。

ただ、全ては無意識下で行われていること。

自分自身がそんな選択をしているなんて、わたしたちは全く覚えがないので、何のことをいっているのかわからなくて当然です。

わたしたちの自我は、自分が選択しているなんて思い出せないような仕組みも作り上げていました。

心の中を戦場にして、罪悪感や恐れを生じさせ、そこには近寄りたくない、だから永遠に思い出すことができない……

全てを忘れてしまうという解離という仕掛けで、より強固になっています。

このように完璧で巧妙な仕掛けのおかげで、本当の自分（SELF）を忘れ、分離の夢を見続けることができているのです。

夢から覚めてしまえば、この現実世界は全部なくなってしまうからです。

難しいお話に感じるかもしれないのですが、第3章、第4章の分離のプロセスを頭で理解して、あなた自身の心の動きを観察すると、本当にそうだったんだ！と思い出すことが可能です。

実際に、わたし自身も自分の心の動きを、つぶさに観察するトレーニングを何年もやってきました。そうすると深い潜在意識の中で起こる、心の動きをはっきりと観察することができます。

そこでは、わたし自身が、「自我」を自ら選んでいるということに、本当に気づくことができます。観察する方法についての詳細は第7章でお伝えします。

それは、わたしたちが神から離れて、個の自分（self）が存在し、この世界が実在していると信じるに至ったプロセスを、丁寧に一つ一つ、逆もどりしていくというものです。

それをたどると必ず、誰もが本当の自分（SELF）を思い出すことができます。

それは、わたしたちの「自我」であり、神の子が分離の夢から覚めるときです。

覚醒と言われるものであり、悟りの視点です。

覚醒し悟りの視点でこの世界をみたときに、何一つ問題なんて存在せず、軽やかに自由に平安と愛で、今ここに映る全てをみられる視点が現れます。

そのような世界をわたしたちは見ることができるのです。ワクワクしながらその道に進んでいきましょう。

第 5 章

偽物の幸せを追い求める旅の終わり

人生に楽あれば苦もありが当たり前というのは本当？

ここまで、神から離れて、個の自分（self）へと分離し、本当の自分（SELF）をみんなが忘れてしまった軌跡についてお話ししてきました。

神の子の妄想から現実創造が始まったということはおわかりいただけたと思います。

さらに、そのストーリーを逆もどりすれば、わたしたちは皆、「悟り」や「目覚め」に至ることが可能です。

あなたもこれを理解し、実践することで、本当にそうなの？という疑問から、確かにそうなんだという確信にゆっくり変わっていくはずです。

最初はピンとこなくても、焦らずにゆっくりこの本の内容を理解していっていただけたらと思います。

わたしは10代の頃から願望実現のメカニズムに興味があり、潜在意識の書き換えや、自己啓発や引き寄せの法則の本をたくさん読んできました。

20年前、ストレスでうつ病になってしまったときに、アロマテラピーに救われたことから、アロマテラピーの素晴らしさを伝えたいと、自宅にアロマサロンをオープンしました。

ところが開業して10年ぐらいはお店を繁盛させることができなくて、悩む毎日でした。

そんな時に、アロマを使って潜在意識を書き換える「潜在意識アロマⓇ」という手法を自分で開発し、それを実践したところ、満席でキャンセル待ちがでるようなアロマサロンとなり、願いが叶っていったのです。

この経験を経て、

「潜在意識で何を信じているかは本当に大事！そしてそれが、そのまま現実になるんだ。自己啓発やスピリチュアルで言われていることって本当なんだな！」

そう確信しました。

香りで潜在意識を書き換え、なりたい自分をインストールすることで、わたしは、以前から自分が目標としていた仕事での売り上げも達成できました。プライベートでも願い通りに、理想としていた家に住め、家事代行をお願いして仕事に専念でき、買いたいものを買い、行きたいところには全部旅に行け、素晴らしい人間関係にも恵まれるようになりました。

このように、夢が叶い続けていく中である大きな疑問が浮かんできました。

こんな風になんでも、願ったことが叶う。それならどうして、この世界には悲しいことがあるのだろう。望んでいないのに。

「願ってもいないし、望んでもいないことがなぜ起こるの？」

これは、わたしにとって、大きな疑問でした。

　そのころ、ちょうどわたしは、「悟り」や「目覚め」を指導する先生について学んでいるところでした。ある日その先生がこんな風に、わたしに質問をしました。

「帆乃香さん、あなたは、悪いことや辛いこと、悲しいことがあるのは当たり前って思ってますよね？」

　その質問をされたとき、

「え？先生は何を言ってるの？人生、楽あれば苦もあり、悪いことが少しぐらい起こるのは当たり前だよね。もちろんネガティブがあるのは当たり前ってわたしは思ってる」

　わたしは心の中でこう思いました。

　その時は、その会話だけで終わったのですが、そのあともずっと、わたしはこのことが気になって仕方なかったのです。

……あれ？ わたしは、この世界の悪いこと、嫌なこと、悲しいことが少しぐらいあるのは当たり前だって、その考えを信じている！ あれ？ どうして、それを当たり前だと思うのかしら？

世間一般の常識としても、少しぐらい嫌なことがあるのは当たり前のことだと思います。でも、その当たり前を疑っていくことが、本当の自分を思い出すうえでとても大切なことなのです。

この世は、陰陽の世界だから、いいことも悪いことも両方あるもの。そう、世間一般でいわれていることを、いつしか信じてきたことに気づきました。

むしろ、悲しみや苦しみを乗り越えてこそ、幸せがある。嫌なことが人を成長させる。辛いことがない人生なんて、面白くない。

そんな風にすら思っているのです。

これは、きっとわたしだけでなく、誰もがどこかで思っていることではないでしょうか。

でも、そこでハッと気づきました。

そうです！今までお話ししてきた潜在意識のシステムに基づくなら、自分の信じたことが、その通りになるわけです。

ということは、「嫌なことが少しぐらい起こるのは当たり前だ」と信じているわたしがいるから、それが起こっているのかもしれないと。

この気づきはわたしにとって大きなものでした。考えたくないけれども、全部自分のせいなの？と思いました。

自分が悪いことがちょっとぐらいあってもいいいと思っているから、作り出しているかもしれないという、大きな気づきでした。

そして、もう一つ大きな疑問がありました。

小さい頃からどこかで、この世界に、全てを救ってくれる神様みたいな存在がいると思っていました。わたしは無宗教なので、神様を信仰しているとかそういう意味ではありません。

「神様がみてるから悪いことはしちゃだめだよ」とか、「天罰が下る」とか……。

また、困ったことが起こり危機一髪でなんとか難をのがれられたときに、「神様が助けてくれた」とか。

そういう感覚をもっている人は案外いると思うのです。

これは、何か特定の神様を信仰しているのとは違いますが、この世界にはきっと神様みたいな存在がいるのだろうという、みんなが共通してもっている感覚のことです。

でも、ある時思ったのです。

もしも、わたしが全知全能の神様であるなら、この世界に、悲しいこと、辛いこと、苦しいことなんてつくらないな。

残虐な殺人事件や、戦争や、感染症、貧困……そして挙句の果てには、みんな老いて病気になって死んでしまうことが確実に決まっている。


そんな血も涙もない世界は絶対につくらないな。そう強く思ったのです。

それと同時に、先ほどの先生からの問い……この世界には、嫌なことがあって当然。

この2つのことから、この世界にどうして、ネガティブなことが起こるのか、それをなんとか解明したい、知りたいという探求心が生まれました。

そのころに出会ったのが『奇跡講座』や『思考の逆転』です。これを読んだときに、この疑問の答えが全て書いてあったのです。

全ての夢が叶ってもまだ、幸せになれないのはなぜ?

最初に衝撃的だったことがあります。

『奇跡講座』では神はこの世界を創造しなかったし、神はこの世界とは一切関係ないという考え方をしています。

おぼろげながらも、この世界に神様がいると思っていたので、正直、少し困惑しました。でも、

「やっぱり！この世界に神様はいなかったんだ！……だよね、こんな悲しいことは神様がいる世界にはあるはずないよね」

わたしはそう思いました。

もしかして、これを読んでいるあなたも、どこかで神様を信じたり、宗教を信じているとしたら、それは、よりどころを失うようでとてもショッキングに感じるかもしれません。

実はわたし自身もその時は、この世に神様がいないなんて嫌だ！と不安になりました。

でも、一方で理屈をたどった考え方としては、納得できたのです。

全知全能の神様がいたなら、この世界の不幸は一つもないはずだからです。

今では、そのことは決して、悲しいことでも、絶望的なことでもなく、本当の自分（SELF）＝神である自分を思い出すためにはとても重要な気づきだったのだ、と心底思えるようになっています。

このポイントに気づくことで、わたしたちは、本当の自分（SELF）＝神で、それ以外は全て幻想の中のストーリーだと気づけるようになるので、どうか安心してもらえたらと思います。

最初は受け入れがたい考え方であるのは間違いないので、嫌だなと感じたら、このような考え方があるのだなという風に、さらりととらえていただけたらと思います。

苦しみと幸せが両方あることの矛盾

このことを通して、先ほどの先生からの質問を思い出しました。

わたしは、なぜ今まで「幸せもあるけれど苦しみがあるのも当然」なんだと、そう信じていたのか？そんな当たり前すぎることにも疑問をもつようになっていきました。

あなたも、ちょっと考えてみてほしいのですが、全知全能の完璧な神様がいたら、その世界に苦しみや悲しみをもたらすなんて、おかしいな？と思いませんか。

完璧な神様がいて、この世界には平和と愛しかなかったら、苦しみは一切ないはずです。

だとしたら、わたしたちが今みている、苦しみがあるこの世界に神様がいないというのは一理あります。

『奇跡講座』では、実在するものと実在しないものとを明確にわけています。序文にはこのように記されています。

実在するものは脅かされない。

実在しないものは存在しない。
ここに神の平安がある。

ここで述べているのは、神＝本当の自分（SELF）は、絶対的に平安である。つまり愛しか実在しない、という意味です。

言い換えれば、神の平安、幸せだけが実在していて、苦しみや悲しみは本当はない。あるように見えているのは、幻想を見ているのだといっているのです。

当たり前を疑ってみる。そんな視点でこの世界をみてみるのもありだと思うのです。

『奇跡講座』では、**相反するものが同時に存在するということはなく、どちらかが本物でどちらかは偽物だという考え方をします。**これは哲学では二律背反という考え方になります。

簡単にいえば、真理は一つということです。

わたしたちが見ている世界は、幸せと不幸、喜びと悲しみ、愛と恐れ……相反するものが混沌として全てが実在するものとして、存在しているのです。

これは、第3章の「心の中が葛藤という戦場になった最初の瞬間」でお伝えしたことの延長線上にあることと、とらえてよいでしょう。


本当に実在しているのは、愛や平安、幸せだけで、悲しみや苦しみや不幸などは、もともと、神の子が「自我」を選んだときにつくられたもの。その全ては神の子の妄想、夢のストーリーなのです。

本当は、苦しみや悲しみなどというものは実在していないのです。


それは、この世界のわたしたちにとって、大きな救いとなるものだと思います。

日常の中で、様々なことに悩み苦しんでいますが、神である本当の自分（SELF）

はいつも平安で愛しかないワンネスなのです。それを思い出せないから、苦しんでいるだけなのです。

先にも書きましたが、わたしは香りを使って潜在意識を書き換えて、願ったことが全部叶っていきました。

それまでのわたしは、人生は、夢が叶えば幸せになれると信じていました。

でも、実際に様々な夢が叶っても、完全に幸せにはなれていない自分を発見しました。

全ての夢を叶えたようにみえる人たちが、実は幸せではないというエピソードはたくさん聞いたことがあります。

事業で成功し、何億もの売り上げもあがるようになったけれども、自分はやることがなくなって暇で、全然幸せを感じられなくなった……。

経営者の友達は、事業が成功しセミリタイア生活を送って、家庭円満で幸せを絵にかいたような暮らしをしていましたが、今の幸せがなくなってしまう不安をいつも抱えているといっていました……。

それ以外にも、華やかな芸能界で成功して順風満帆にみえる人が自殺をしてしまったというお話もよくききます。


このように人間というのは、一つの夢が叶っても、今度はこれが足りないとか、手に入れてしまったら、今度は失う不安を抱えたり……完全に幸せを手に入れることは難しいものなのです。

そして結局、人はいつかは死んでしまうことが決まっています。

人生っていったい何をするところなのだろう。

こういった考えは、どんなに願いが叶っても、わたしの中で消えることはありませんでした。

香りを使って潜在意識を書き換え続けたわたしは、ポジティブな夢はどんどん叶っていきます。でもどうしても、望まないことがゼロにはならないのです。

そして、常に不安や絶望がぬぐいされないのです。

どうやったら、ネガティブ感情を手放すことができるのか、たくさんの方法が提案されています。そうやって様々な方法があるにもかかわらず、完璧にそれをなくすことができないのはなぜなのでしょうか？

願望実現や引き寄せの法則などでも、ネガティブ感情をいかになくしていくかがテーマとなったりしています。

でも、なくそうとしてどんなに頑張っても、どんなにポジティブになろうとしても完璧にそうなれることはない。というのを、きっと誰もが知っているのだと思います。

香りが人生の闇を癒しネガティブ感情に向き合う勇気をくれた

わたしは、願望実現にアロマを使うだけでなく、人生の闇に直面したときにもアロマの力をたくさん使ってきました。第6章でもお話ししますが、香りは本当の自分（SELF）につながる不思議な力をもっています。

焦りや不安で気持ちが落ち着かないときは、マンダリンやマジョラムの香りを。
落ち込んで絶望しているときは、ネロリやローズウッドの香りを。
自信を失って立ち上がれないときは、ローズやジャスミンの香りを。

夢が叶ったとしても、どうにもならない人生の辛さにいつも寄り添ってくれたのが香りです。

こうして、香りでやさしく自分の心をケアしていくうちに、ネガティブ感情にまっすぐに向き合う勇気まで与えてもらいました。

わたしたちの心からネガティブ感情が消えない本当の理由とは

なぜ、そのように苦しみや不安や恐れがなくならないのか？　その答えも、神から分離した神の子のストーリーを思い出すことで解き明かすことができます。

神の子が、神から分離したい！神から離れて自由に独立した存在になりたい。そんなあり得ない妄想を抱きました。

けれども、それは、最初から全部ウソで、リアルにそうなることは不可能なのを神の子は知っていました。

であれば、妄想をリアルと信じ込めばいい。そう考えて、本当の自分（SELF）を忘れて、自我を選んで、自分が妄想で作った世界を、リアルな世界だと信じることにしました。

でも神の子の心の中には、とんでもないことをしてしまった、自分を騙してウソを信じるなんてひどいことをしている、神を見捨てて出てきた自分は罪を犯してしまった！そんな風に遠い記憶で覚えているからこそ、それを覚えている心には絶対に戻りたくなかったのです。

その心の中にあるものは、罪悪感でいつか罰せられるという恐れの感情でした。

そんな重たい感情を抱え込んだ心から逃げ出したいと思って、外側に投影してできたのがこの世界でした。

つまり、罪、罪悪感、恐れというネガティブ感情を映し出したのがこの世界なのです。

それが起点となっているため、**わたしたちの中にネガティブ感情がなくならないのは当たり前なのです。**

そう考えると、ポジティブな方向性での夢はもちろん叶っていきますが、一部、どうしてもネガティブな出来事は、集合的無意識レベルでもっているので、望まなくても起こってしまうという仕組みなのです。

わたしは、このことを最初に知ったときは、とても絶望的な気分になりました。

もしかして、今これを読まれたあなたも、あまりいい気分はしていないかもしれません。

でも、絶望ではなくこれこそが希望なので、安心してほしいと声を大にしてお伝えします。

今のわたしは、探求と学びを経て、このことが、**実は一番の救いであり光だと、心の底からいうことができます。**あなたも、知識での理解と実践とを重ねていくうちに、これ以上の救いや幸せはないのだということが、腑に落ちる日がくると思います。そのためにも、引き続き、解説を続けていきたいと思います。

ネガティブ感情がある理由

ここまでのお話で、なぜ、わたしたちの日常に望まないことが起こるのかについて、少しずつおわかりいただいてきたかと思います。

わたしたちの心の奥底では、無意識でそれを望んでいるということなのです。

神の子の心にある、罪、罪悪感、恐れというネガティブ感情は、わたしたちにとって、表面上はとても嫌なもので近寄りたくもないものですが、神の子にとっては、**これが、自分を存続させる最後の砦になっています。**

せっかく自分が創造したこの世界がなくならないように、罪を実在化させ、そこから生まれるあらゆるネガティブ感情で、心の中を戦場にして、いたたまれなくすることで、外へ外へとこの世界を投影してつくりだしています。

わたしたちは、みな、日常の中でも、ネガティブ感情にさいなまれると、とにかくそれを感じたくなくて、なんとかそこから逃れようと、別のことをしだしたり、忘れようとしたりすると思います。

嫌なことは忘れようと、お酒を飲んだり、友達と遊びに行ったり、インターネットやテレビをみたり……自分の内側に向き合わずに、外側の世界に意識を向けるということをいつもやっています。

誰もが、普段何気なくやっていることが、神の子が罪、罪悪感、恐れを感じたくなくて、外側に世界を投影したことと全く同じなのです。

ネガティブ感情がある理由は、本当の自分（SELF）を思い出さなくて済むからと言えます。

本当のことを全部思い出してしまったら、夢から覚めてこの世界は全部なくなってしまうからです。

まるで、電気をつけたお化け屋敷のように、種も仕掛けも全部丸見えになってしまったときの、白けた感覚になるでしょう。

臨場感をもって、ドキドキハラハラできなくなってしまうのです。

自我は死を求めている

わたしたちの人生には望まないことがどうしても起こるようになっています。

望まないことの一つに「死」があります。常識で考えると、わたしたちの人生で「死」は避けられないものです。

だけれども、ここまでのお話の延長線上で考えると、「死」というものも、永遠不滅の存在ではない体験がしたい！という神の子の妄想の一つだといえます。

つまり、わたしたちが一番恐れている「死」ですら、神の子がつくったストーリーで、実在しないのです。

もしも、この世界に愛と平安の神がいたとして、生きとし生けるものが全て死ぬことが決まっているという世界をつくるでしょうか。全員が死刑囚というそんな地獄のような世界をつくるはずはないでしょう。

全ては神の子の妄想ストーリーなのです。

この話をきくと、死という大きな出来事と、日常のささいな嫌な出来事は、全然別物で、ひとくくりに「望まないこと」とするのは、おかしいと思うかもしれません。

でも、ワンネス、悟りの視点でみると、ささいな嫌なことも、死も、どちらも望まない出来事という点では事の重大さは同じなのです。

どちらが深刻で、どちらは深刻ではないということはないのです。

誤解しないでほしいのですが、神の子がつくった、自我の世界に生きている、わたしたちにとって、死ほど悲しいものはないし、死は怖いもので、とても深刻なことです。命を軽くとらえるとか、死なんてたいした話ではないと、命を粗末にしたり軽んじたりすることは絶対にしないようにしてください。そういうことが伝えたいのではなく、悟りの視点からみた、神の子の幻想の世界で起こっていることは、そのような解釈ができるという意味になります。ご理解いただけたらと思います。

余談となりますが、悟りという言葉の意味は「差取り」です。全て同じという意味です。悟り、ワンネスの視点からみると、比較というものが存在せず、全てが並列で同じということなのです。

第1章でも書きましたが、わたしが一瞥体験をしたとき、まさに、この世界のものは全てが、並列で何一つ差がなく同じということを強く感じました。
日常のささいな嫌な出来事も、死も、全く意識していませんが、心の奥底では、それを願望しているともいえるのです。
そしてなぜ、それを願望するのかというと、神の子が夢を見続けてこの自我の世界を存続させることが目的だからです。

仏教では、悟りをひらけずに、苦しみと迷いの世界で人が何度も生死を繰り返すことを、輪廻転生といいます。神の子のストーリーもこれと全く同じで、「罪・罪悪感・恐れ」が投影された、苦しみと迷いの世界で、何度も生死を繰り返していくのです。そこから抜け出したときが、悟りをひらいたときなのです。

悟り＝差取りということをお伝えしました。わたしたちのこの世界は、常に何かを比較しては、こっちの方がいい、とか、足りないからもっと欲しいとか、そのような価値判断をしています。

あの人より、わたしの方がスタイルがよくない
あの人より、わたしの方がSNSのフォロワーが少ない
あの人より、わたしの方が不便なところに住んでいる
あの人より、わたしの方が友達が少ない
あの人より、わたしの方が歳をとっている
あの人より、わたしの方が太っている
あの人より、わたしの方が目が小さい
あの人より、わたしの方が収入が少ない
あの人より、わたしの方が話すことが下手

こんな風に人と比べては、落ち込んだりします。

または、その逆で、

あの人より、わたしの方が良い大学を出ている
あの人より、わたしの方が歌がうまい
あの人より、わたしの方が料理が上手
あの人より、わたしの方が運動神経がよい
あの人より、わたしの方が優しい
あの人より、わたしの方が行動力がある
あの人より、わたしの方がセンスがいい
あの人より、わたしの方が人気者

色々な考えがわたしたちの心の中に浮かんでいます。

これらは全て、比較から生まれています。この世界の苦しみはこんな風に、あらゆるものはバラバラで別々で、違いがあって、どちらのほうが良いのか、悪いのかを常に価値判断しているから生まれてきます。

そして、このように比較が起こる大本は「分離」という考え方があるからです。

分離があると信じることで、生まれる苦しみ

本当のわたしたち（SELF）は、悟っていてワンネスですから、分離という概念すらありませんでした。別々のものが存在せず、全てが愛、全てが満たされています。

ありのままで一切の問題はなく平安だけがある、そんな世界です。

神の子は、神から離れたらどうなるのだろう？神から独立して自由になりたい、神とは違う体験がしたい。そう思って、神から離れ、妄想の世界をリアルストーリーだと信じ込むようになりました。

分離することができると信じたのです。バラバラで個別のものが存在するようになると、色々な苦しみや悩みが生まれました。

例えばたくさん貯金をしても、使ってしまったら減ってしまいます。お金がない

お金がないという欠乏感にさいなまれたりします。
能力が高い方が優れていて、その反対は劣っているという風に、優劣をつけたりもします。それによって、自分が劣っていれば劣等感を抱き、自分が優れていれば優越感を抱きます。これも、コインの裏表と同じで、劣等感を抱けば苦しみが生まれ、優越感を抱いても自分よりもさらに能力が高い人がいれば、また劣等感にさいなまれてしまいます。

また、常に、誰かに認めてもらいたいと承認欲求で苦しみます。自分には価値がないから、自分以外の誰かに、認めてもらおうと常に必死なのです。
例えば、仕事で認められたい、親にいい子だと褒められたい、パートナーに愛されたい、認められたいなどの欲求もそれが満たされないと苦しみに変わります。

どうして、このように承認欲求をもってしまうのでしょうか?

これも神の子の心をたどればわかります。分離を信じたとき、自分を騙しウソを信じたことを覚えています。妄想でつくりだした世界にいる個の自分（self）は、そもそも存在すらしていないので、本来は無価値だということを神の子の心は知っています。

だから、どうあがいても、自分の価値をみつけることなどできないわけです。でも、自分に価値があることを証明したくて、他者からの承認を常に求めるようになるのです。

無価値感をうめるための承認欲求、これも深いレベルのもので、簡単に手放すことはできないのがおわかりいただけるかと思います。

またわたしたちは、独りぼっちになることを恐れています。それはなぜかというと、他者がいないと、自分という存在を確認できないからです。わたしたちがいる幻想の世界では、本来、自分も他者もいないわけです。そのことを、神の子の心は知っているからこそ、孤独を常に恐れてしまうのです。

このように、分離があると信じたときに、自分対それ以外のものと比較することが起きて、欠乏感、優越感、劣等感、無価値感、承認欲求、孤独感などに苦しむようになったのです。

わたしたちが、神の子の自我の心の投影の世界にいるかぎり、これらの苦しみから解放されることはありません。

そして、わたしたちのいる自我の世界では、欠乏感、優越感、劣等感、無価値感、承認欲求、孤独感といったことを問題視し、ここからなんとか脱却しよう、このままではいけないといつも駆り立てられるようになっていくのです。

欠乏感が満たされたら幸せ
劣等感を克服したら幸せ
無価値感を手放せたら幸せ
みんなに認められたら幸せ

孤独ではなく、いつも仲間やパートナーといっしょなら幸せ

こんな風に、色々なことを問題とみなし、それを克服できたときに幸せや安心を感じるようになっています。

そして、現状ではない、望ましい状態にすることが、「願い」や「目標」や「叶えたい夢」にもなっていき、その状態を手に入れることが幸せだと心の底から信じているのです。

でも、それらを一時的に満たしても、次から次へと、新たな問題が生まれたり、次の目標や願いが生まれ、いつも現状をよしとせず、新たな欠乏と不満を生んでいくのです。

神の子の自我の幸せというのは、そのように一瞬の花火が打ちあがって消えていくように儚いものなのです。そして輪廻転生までして、そのループを繰り返してい

るのです。

わたしたちは本当の幸せを知らない

人生においての幸せってなんだろう？と考えてみると、人によって様々な価値観や答えがあると思います。

経済的に豊かになり、自由にやりたいことができ、パートナーや家族やそのほかの人間関係に恵まれて、健康に毎日を生きる。

おおまかにいうと、このようなイメージかもしれません。

どんな仕事につこうか？どんな服を着ようか？どこに住もうか？お休みの日は何をしたら楽しそうか？

そして、いつも自分にとって、より良い選択を選べば、今より幸せになれる。そう信じています。

たしかに、その時は幸せを感じて満たされるかもしれませんが、それは長く続くことはありません。永遠に、より良いものを探し続けるループが続いていくのです。

わたしたちは、何をどう選択しても、一時的な幸せを感じることはできても、永遠の揺らぐことのない本当の幸せを得ることはできないのです。

では、永遠で絶対的な幸せというのは存在しないのでしょうか？

そんなことはありません。

ちゃんと、絶対的で揺らぐことのない幸せはありますし、手に入れることができます。

それは唯一、分離の夢から覚めて本当の自分（SELF）を思い出して、神だった自分に戻ることです。

夢から目覚め、本当の自分（SELF）＝神であるワンネスに戻ったら、そこは永遠で絶対的な愛と平安と幸せしかない世界になります。

第3章の「心の中が葛藤という戦場になった最初の瞬間」でもお伝えしましたが、神の子は、いつでも自分の心の中に、神からの分離は不可能だと知っている「正しい心」と、神からの分離は可能だと信じたい「自我」をもち、どちらかを毎瞬毎瞬、自分の意志で選択しないといけない状態になってしまいました。

この世界で何を選んでも、本当の幸福はないですが、唯一、この2つの選択肢のうち神からの分離なんて不可能だと覚えている「正しい心」を選ぶことだけが、悟りや目覚めへの扉なのです。

それこそが、揺らぐことのない、絶対的な幸せです。

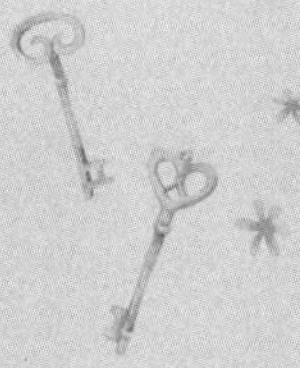

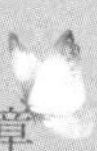

第 6 章

香りを使って
本当の自分を思い出す

香りは本当の自分（SELF）につながる扉を開くツール

前章までは、ワンネスから分離して個の自分（self）でこの世界を生きるというプロセスや、「悟り」「目覚め」とは何かについてお話をしてきました。

ここからは、個の自分（self）としてのわたしたちは、神の子であるだけに、ものすごい願望実現の力をもっているので、その方法についてお伝えしていきたいと思います。

個の自分（self）は、神にはできないようなことを体験するために、この世界に今います。

願望がわいてくるということは、今の自分では飽き足らず常に理想の自分になりたいと願っているということ。

本当の自分（SELF）＝神でワンネスであれば、全てが完全なためそのようなことは浮かんでこないので、ある意味、願望実現は分離の世界でしかありえないことと言えます。

わたしたちはみな、不完全な存在としての体験をこの世界でしているのです。

とはいえ、神の子は、自分がイメージしたことは全て形にするものすごい力をもっていました。想像を創造に変えるその力を、わたしたち全員が確かにもっています。

それを前提として、この章では、特に香りを使った願望実現法についてお話をしていきたいと思います。

わたしは、香りを使って潜在意識を書き換える、潜在意識アロマⓇという手法を開発し、その方法を今まで2000名以上の人にお伝えしてきました。

香りは脳にダイレクトに良い影響を与えることができるので、その力を使って、願望実現の妨げとなっている、思い込みを書き換えていくという方法です。

潜在意識は過去の記憶の貯蔵庫

わたしたちの意識には、顕在意識と、潜在意識があると言われています。顕在意識は約5％で、潜在意識は約95％と言われていて、自分が認識できる範囲は本当にわずかということになります。

第3章の「わたしたちの心は『一つの心』に集約される」で触れましたが、心理学者ユングの考え方だと、潜在意識の中には、さらに個人的無意識と集合的無意識にわかれていて、個人の記憶の奥には、人類の記憶が全て入っていると言われています。

人類の記憶が全部つながっているといわれると、にわかに理解するのが難しいかもしれないです。

わたしたちは祖先から遺伝子をうけついで、現在の自分までたどってきています。

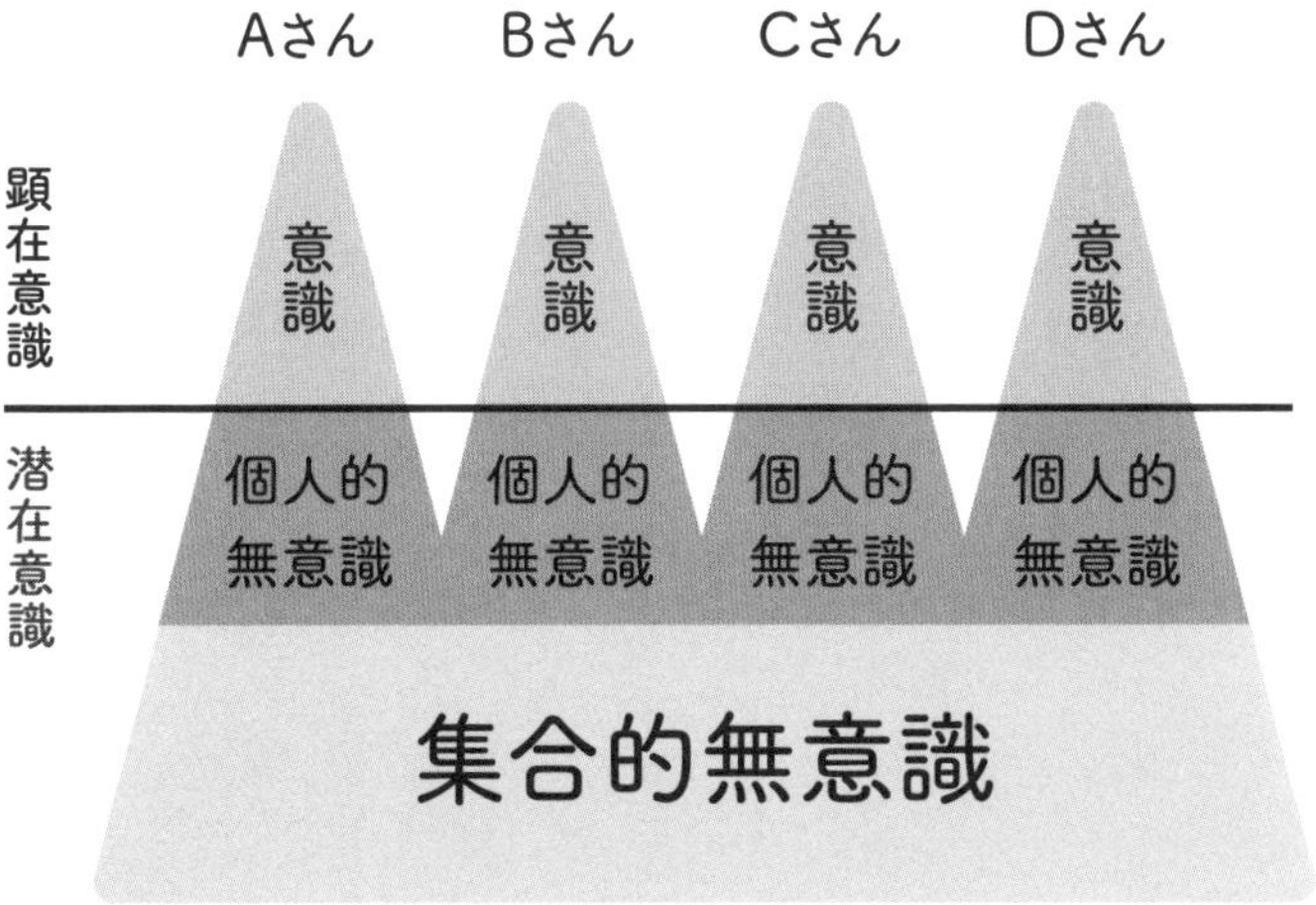

そういう意味で、人類全ての記憶が遺伝子に刻まれていると考えるとわかりやすいかもしれません。

このように全ての記憶の貯蔵庫である潜在意識。

願望実現法では、この潜在意識に自分の望む未来をインストールするということが大切になってきます。そうすれば、願いは叶うからです。

なぜなのかというと……

この世界は、潜在意識に入っている情報が鏡のように映し出されているからです。

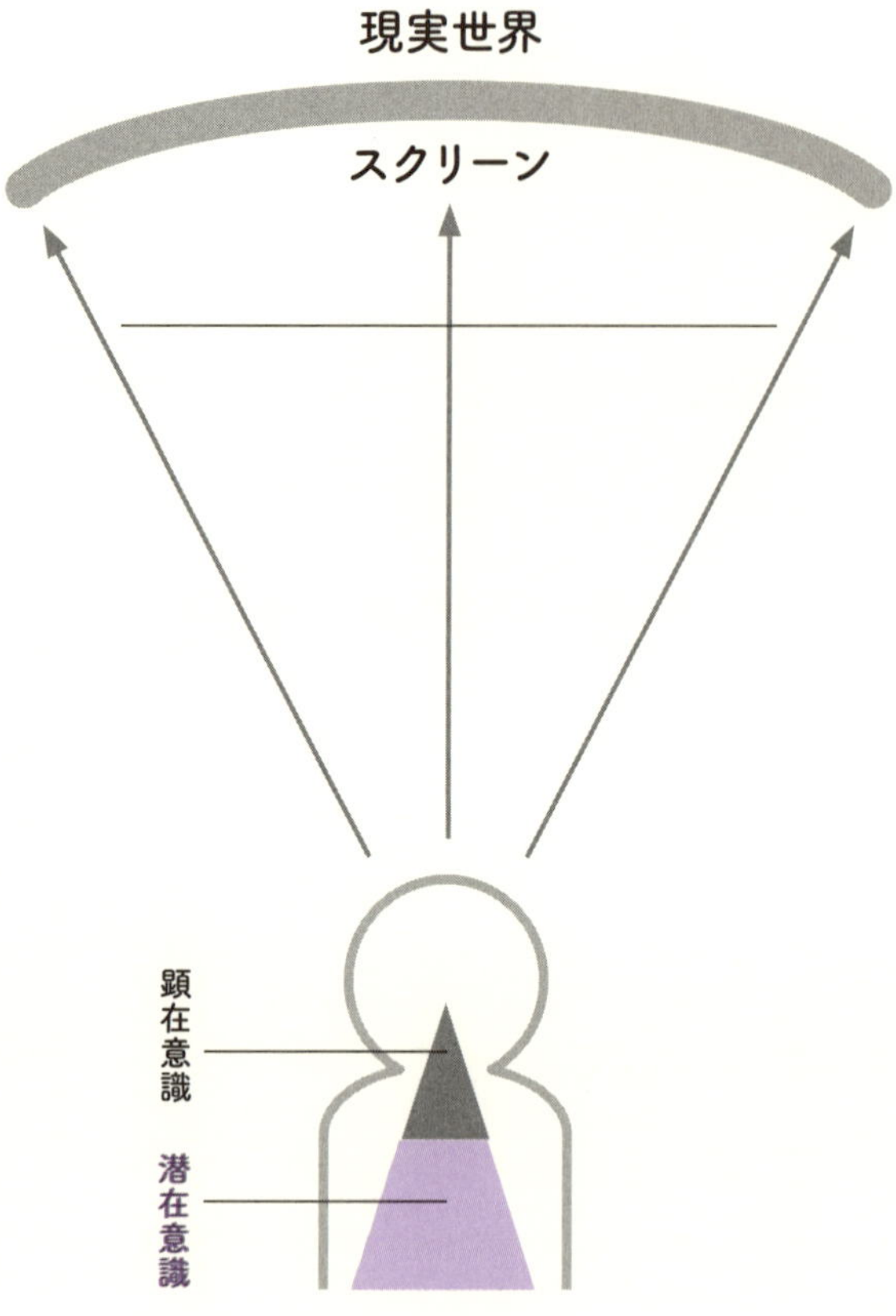

そもそもこの世界自体、神の子が妄想したことがスタートで、それを時空間というスクリーンに投影しているということはお話ししました。

神の子の心というのは、

ここでいう集合的無意識とほぼ同じ意味で人類共通の意識です。その意識を映し出すスクリーンとして、この世界が生まれました。

ですので、わたしたちの潜在意識に入っていることが、この世界のスクリーンに映し出されるという仕組みになっています。

個の自分（self）の願望実現法も、自分のなりたい未来も、潜在意識に記憶としてインストールすればよいというわけです。

記憶の貯蔵庫である潜在意識に、なりたい自分の姿や状況をインストールするのに、わたしは香りの力を使います。香りと記憶は密接に結びついていて、効率が良いからです。

なぜ潜在意識を書き換えるのに香りの力を使うのか？

ふとした瞬間に感じた香りから昔の記憶がフラッシュバックしたことはありませ

んか？

街で香ってきた香水から、昔の彼を思い出したり、小さい頃によく行った、おばあちゃんの家を思い出したり……。

このように、香りをきっかけにして、昔のことを思い出すことを、脳科学でプルースト効果といいます。

暗記しようとしているわけでもないのに、なぜ、一瞬でその時のことを思い出すのでしょうか？

それは嗅覚と脳の仕組みが影響しています。

わたしたちの脳は、本能をつかさどる大脳辺縁系と、理性をつかさどる大脳新皮質にわかれています。そして、本能をつかさどる大脳辺縁系に、香りの刺激はダイレクトに届いていきます（P78の脳の図参照）。

本能をつかさどる大脳辺縁系の中には、扁桃体という部分があります。

この扁桃体は、わたしたちの情動を感じるところで、心地よいのか、それとも不快なのかをここでキャッチしています。

例えば不安や恐れなどストレスがあるときは、扁桃体が興奮している状態です。そして、安心していたり心地よいときは、その興奮がしずまっている状態になります。

良い香りをかぐと、0・2秒以下で扁桃体の興奮がしずまって、安心や心地よさを感じることができます。

アロマテラピーがストレスに良いと言われているのは、このメカニズムによるものです。

そして、扁桃体の隣には海馬があります。海馬は記憶の中枢といわれている場所です。聞いたことがある方も多いと思います。

良い香りをかいで、心地よい気分になると、香りとその時のことが海馬に記憶されていきます。

海馬はいったん記憶を保存したら、必要のないものは削除して、必要なものは長期記憶として、記憶の貯蔵庫にインストールしていきます。

長期記憶に入るためには、反復すること。そして、感情が動くことが大切です。いい気分や、心地よさ、好きなものは長期記憶に残りやすいのです。

わたしが開発した潜在意識アロマ®の手法は、良い香りをかいで心地よさを感じたその時に、なりたい自分を声に出して唱える。ということを繰り返すことで、長期記憶として、記憶の貯蔵庫にインストールし、潜在意識を書き換えるという方法です。

繰り返しになりますが、潜在意識は記憶の貯蔵庫。それに入っている情報のとおりに現実がつくられる。願いを叶えたいなら、なりたい自分の姿や状況を潜在意識に記憶させることが近道。そのために、プルースト効果を使って、潜在意識を書き換える。

という流れで、願いを叶えていきます。

例えば、わたしがアロマサロンを開業しても、なかなかお店を繁盛させることができなかった頃には、香りをかいで、扁桃体を心地よい状態にしながらこのような文章（アファメーション）を唱えていました。

「わたしは3か月先まで予約がいっぱいのアロマサロンオーナーです」
「わたしはアロマの仕事で月商100万円以上を継続的に得ています」

このように、なりたい自分を明確にして、アファメーションといって自分に対する宣言文を朝晩香りをかぎながら唱えていきます。

これを繰り返すことで長期記憶に刻まれ、潜在意識が書き換わっていきます。

潜在意識が書き換わることでなぜ夢が叶うの？

この世界では、夢や目標を叶えるためには、行動することが必須となります。ところが、頭ではやりたいやりたいと思っていても、なかなか行動にうつすことができずに、先延ばしにしてしまうということがよく起こります。

なぜ行動できないかというと、潜在意識の中に行動しない方がメリットがあるという思い込みがあるからです。

ダイエットを例にとってお話ししたいと思います。ダイエットしたい！そう思ったら、どうやって痩せればいいかわからない人はいないと思います。

痩せる方法はシンプルです。

消費カロリーより摂取カロリーを少なくすることを意識すればいいわけです。

そのために、運動をして消費カロリーを増やしてみたり、食べる量を減らして摂取カロリーを減らしたりしながら、ダイエットをするわけです。

ダイエットの方法は色々ありますが、それができたら必ず成功できます。

方法はシンプルなのですが、ダイエットというのはなかなか難しいものです。

ダイエットを成功させるための高額のパーソナルサポートサービスなども色々ありますし、ダイエット本も次々と新しいものが出てきます。

意志の力だけではできない難しさがあるのです。

一度成功してもリバウンドで悩む方も多いのが現状です。

わたしたちは、夢や目標を叶えるためには何をすればいいかを、わかっていたとしても、行動できない生き物なのです。

それが、**潜在意識のブレーキ**によるものなのです。

わたしのクライアントで、このような方がいました。

痩せたくて、今まで色々なダイエットを試して頑張ってきたけれども、どうしてもうまくいかない。せっかく痩せても、リバウンドしてしまう。

ご相談をうけて、わたしは、クライアントの潜在意識にどんなブレーキがあるのかお話をしながらみていきました。

その結果、幼少期での体験がブレーキにつながっていたことがわかりました。

小さい頃からご両親が多忙で、学校から帰ってくると、おやつが用意されていて、それを食べる習慣がついたそうです。子供心に、親がいない淋しさをおやつを食べることで埋めていたのです。おやつを食べることで淋しさを紛らわす日々、いつしかそれが、親からの愛情を感じることと重なっていったのです。

子供にとって、親からの愛情を得られなくなるのは大きな恐怖で、見捨てられたら生きていけなくなるかもしれないという深刻なものです。それをおやつを食べることで埋めていたのですから、大人になっても潜在意識の中には、その感覚は残り続けるのは当たり前のことです。

せっかく、ダイエットをして痩せても、おやつを食べてリバウンドしてしまう。

おやつを食べないと、親の愛情を受けられなくなる。そんなことになったら、生きていけなくなるかもしれない。

このような思い込みによって、ダイエットをしても潜在意識のブレーキがかかり、うまくいかなかったのです。


わたしは、クライアントのブレーキを外して、潜在意識を書き換えるアファメーションをお伝えしました。

「わたしはダイエットが成功するほど、みんなからの愛をたくさん受け取れます」

ダイエットによい、グレープフルーツ、パチュリ、無条件の愛を受け取れるようになるローズの香りをかいで試していただいたところ、クライアントは、間食をやめることができダイエットに成功し、その後もリバウンドをしない体質に変わりました。


このように、わたしたちが夢や目標をもっても、それにふさわしい行動をとれないときには、潜在意識になんらかのブレーキがかかっているのです。

そのブレーキを外し、正しい行動がとれるようになれば、どんどん夢は叶っていきます。

その時に香りを使わない手はないのです。

香りは本当の自分につながる扉を開くツール

香りは古代から神に捧げ、神とつながるツールとして、古今東西の宗教儀式に使われてきました。

もともと香りを意味する言葉である英語のPerfume（パフューム）は、ラテン語で「煙を通して」という意味をもち、人類が火を使うようになって、ものが燃えたときに匂いがよく立つことを表していました。

古代の宗教行事では、香料を焚いて、その煙が空に高く立ち上ることで、神への捧げものとしていました。香りが空に立ち上ることで、人々の願いも神に届くと考えられていたのです。邪気や悪魔などを払ったり、病気を寄せ付けないという目的でも使用されてきました。

感染症が流行った中世ヨーロッパでは、感染予防として、ハーブを薫香して身を守っていました。

4000～5000年前ぐらいから、香りは宗教行事などで使用されてきた歴史があります。

古代エジプトでは太陽神ラーへ捧げるために、朝には乳香（フランキンセンス）、夜にはキフィという香料を薫香していました。

キリスト教では、イエス・キリストが誕生したお祝いに、東方の三賢者が、黄金、乳香（フランキンセンス）、没薬（ミルラ）を捧げました。3つの捧げものの中の2つは香料というのは、興味深い話です。

香りというものがそれぐらい、高貴で神聖なものであることがうかがい知れるエピソードです。

わたしたち日本人には、仏壇にお供えする線香がなじみ深いものだと思います。これも、仏様への捧げものとして、香料を薫香しているという点では、他と共通しています。

古今東西共通して、**神との交信に香りを使う**という歴史と文化が現在まで続いています。

そのことからも、わたしたちにとって香りは、神、別の言葉でいえば、本当の自分（SELF）につながるためのツールということができると思います。

そして、神へ願いを届け、それを叶えるためのツールでもあるのです。

頭でわかっていても行動できないときは、香りの力を使う！

目標や願望を実現するためには、行動できる状態をつくることが大切です。スピリチュアルや、願望実現法の世界では、願えば叶うといわれていますが、実際は、行動しなければ夢が叶うことはありません。

願う→行動する→夢が叶う

このようなプロセスを必ずふんでいきます。

ところが、願っても行動できないときは、潜在意識のブレーキを外していかないといけません。

では、潜在意識のブレーキというのが、具体的にどういうものなのかもお話ししていきたいと思います。

わたしたちは、「出来事」が起こると「考え」が浮かび、それに伴って「感情（ポジティブな感情やネガティブな感情）」が浮かんできます。

出来事→考え→感情

このような順番です。これをまとめて、経験データと呼びたいと思います。

例えば、Aさんはこのようなことを経験しました。

出来事→子供の頃、みんなに「カワイイ、カワイイ」と言われた

考え→わたしってかわいいんだ

感情→嬉しい！

このように、小さい頃からみんなに「カワイイ」と褒められていたので、Aさんは外見には自信があるという経験データが、記憶の貯蔵庫である潜在意識に刻まれていきます。

その後の人生でも、容姿には自信があるので、おしゃれを楽しんだり、メイクを楽しんだりできています。

そうすると、さらに嬉しい気持ちをたくさん味わうことができて、ますます自信

がついて、もっと人からも褒められるようになっていきます。

一方で、
出来事↓新しい仕事でミスをして、上司にひどく叱られた
考え↓わたしって、仕事の能力が低いのかも
感情↓情けない

このような経験データも潜在意識に刻まれていきます。
そうすると、容姿には自信があるけれど、仕事には自信がない。Aさんの潜在意識はこのような状態になっていきます。

そんな中、Aさんは今の仕事だけでは将来的に収入面で不安があるので、今後の人生を考えて、副業を始めようと思い、起業塾に入りました。起業塾では、どうやったら副業をゼロからスタートして、成功させるか、様々なノウハウを学びました。

どんな行動をすれば、うまくいくのかも理解でき、あとは行動あるのみの状態です。

ところが、Aさんはどうしても、やるべきことに着手することができません。

行動しようとすると、つい先延ばしにしたり、塾の仲間と比べて自分はみんなよりも後れをとっているかもしれないと、焦ってばかりでした。

こんな時は、以前新しい仕事でミスをして、わたしって仕事の能力が低いのかもと思い、情けない気持ちになったあの経験データが、潜在意識のブレーキとなって、行動ができない状態になっています。

なぜなら、仕事で新しいチャレンジをすると、またあの時みたいにミスをして、情けない気持ちになるかもしれない。というのを、瞬時に潜在意識が感じて、二度とそんな気持ちにならないように、必死で守ろうとするからです。

どんな風にして、自分を守るかというと……

行動しなければ、あの嫌な気持ちを味わう必要はなくなるので、行動しないことを、無意識に選んでしまうのです。

こんな風に、Aさんは、行動することで、ネガティブ感情を感じるのが嫌で、無意識にそれを避けようとしています。その結果、先延ばしにしたり、頭ではわかっていても行動できないという、苦しい葛藤が起こるのです。

ネガティブ感情を感じているときは、先にもお話ししましたが、脳の扁桃体が興奮している状態です。

その興奮をしずめ、安心で良い気分に一瞬で導いてくれるのが香りの力です。

香りの力を使って、ネガティブ感情を緩めて、潜在意識を書き換えていけば、どんどん行動ができるように変わっていきます。

Aさんには、

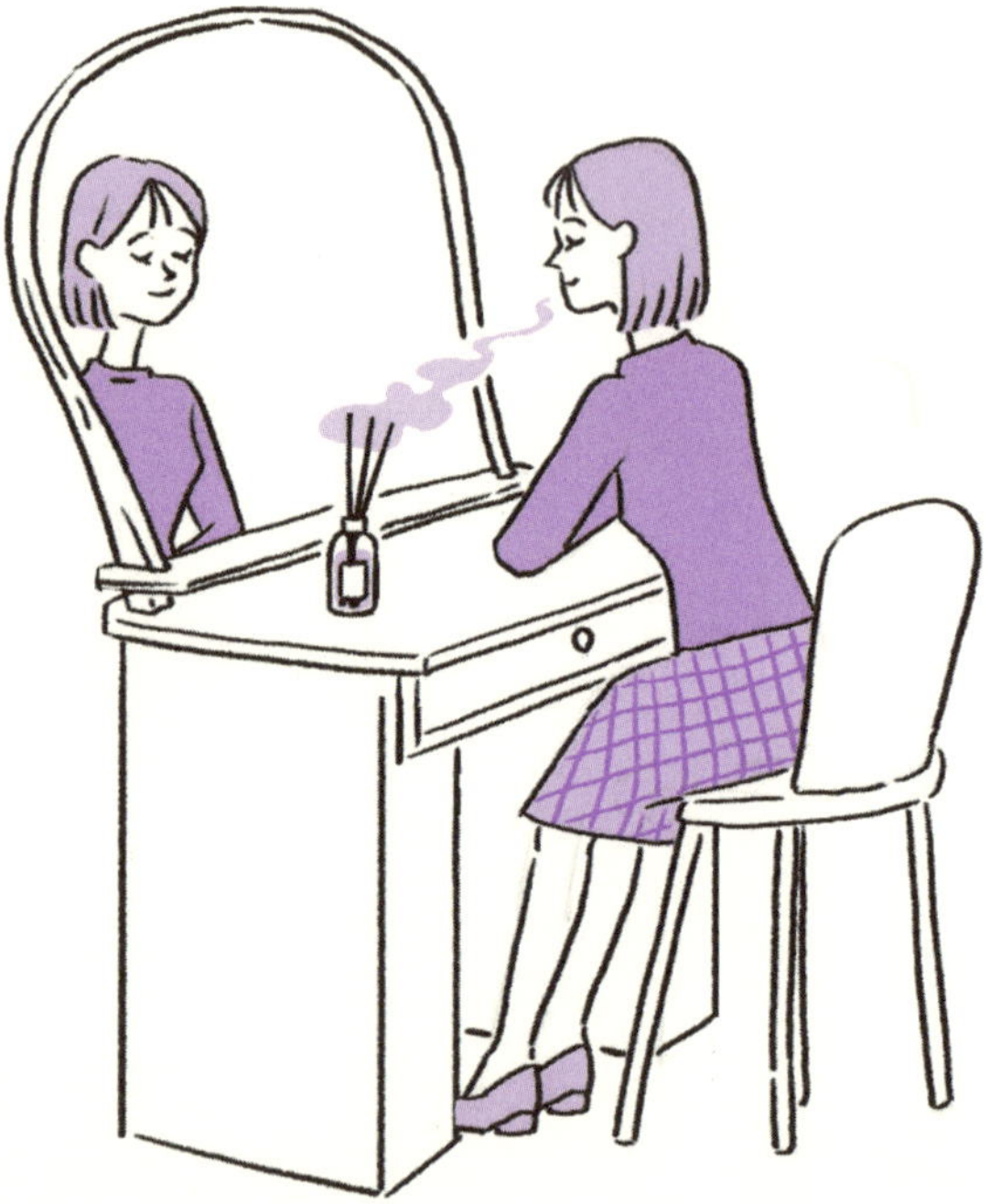

「大丈夫！新しい仕事は楽しいし、うまくいくよ」
自分に自信を持てるようになるローズマリー、ローズ、マジョラムの香りをかぎながら、アファメーションをしてもらいました。
その結果、今までの経験データにある、新しい仕事をすると、失敗して情けない気持ちになる、という思い込みから、新しい仕事をすると楽しいしうまくいくと書き換わりました。

楽しい気持ちを味わえるのであれば、行動したい！と潜在意識が感じるようになり、軽やかに動けるように変わったのです。

そして、ポジティブな気持ちで行動することで、仕事が大成功していきました。

こんな風に、潜在意識のブレーキを外して、行動できる自分をつくっておくのは本当に大切なことなのです。

では、具体的に香りを使って、どのように潜在意識を書き換えるのかについて次で解説していきます。

1日2分、夢を叶える香りの使い方

行動できる自分になって、夢を叶えるには、良い香りをかいで、なりたい自分を唱えるだけなのでとても簡単です。

用意するものは2つ

・鏡
・好きな香り（100％天然のアロマがおすすめ）
・ティッシュ

やり方　朝と夜　1日2回
・好きなアロマを一滴ティッシュにたらす
・目を閉じて香りを感じてリラックスする
・リラックスした状態で、鏡の前の自分に向かって、アファメーションを唱える

毎日これを2分続けることで、アファメーションでなりたい自分と心地よい気持ちが、記憶をつかさどる海馬に入っていきます。その結果、記憶の貯蔵庫である潜在意識にインストールされます。

するとと、香りをかいだ瞬間に、なりたい未来の輝かしい自分の様子が思い浮かび、引き寄せの法則が起こったり、どんどん行動できるように変化します。

天然のアロマじゃないとダメなの？

天然のアロマの香りは、化学合成されたものとは違う、繊細な香りなので、基本的にわたしは天然のアロマをおすすめしています。

ただ、入手できない場合は、気に入った香りを使っていただいて大丈夫です。余裕があるときに、ぜひ、天然のアロマの香りの良さを体験していただけたらと思います。

目的別で使い分け！おすすめの香り

どんな香りを選んだらいいのかわからないときは、目的別のおすすめの香りを参考にしてみてください。

お金を引き寄せる

オレンジ、ジャスミン、フランキンセンス

パートナーを引き寄せる
ローズ、ジャスミン、ベンゾイン
ダイエット成功や健康を引き寄せる
グレープフルーツ、パチュリ、ローズマリー
能力や才能を伸ばす
サンダルウッド、ローズウッド、ローレル
自己肯定感を高める
ローズマリー、ローズウッド、ローズ
仕事の成果を上げる
フランキンセンス、ネロリ、プチグレン
売り上げを伸ばす
ローレル、グレープフルーツ、リトセア
試験に合格する
レモン、ローズマリー、マンダリン

より詳しい内容は拙著『香りが脳を支配する』もご覧ください。

自己否定から自愛にシフトすればあらゆる問題は消えていく

夢を最速で叶えていく上で大切なのが、ありのままの自分を受け入れる力です。その力を、わたしは自愛とか自愛力などと言っています。

わたしは夢を叶える上で、自愛の大切さを、声を大にしてお伝えしていますが、実際に生徒さんたちに教えてみて、自愛を実践できるようになることはとても難しいと実感しています。

でも、第7章でお伝えするレッスンをやっていただくと、どんどんできるようになっていきます。ご安心ください。

自愛ができると、夢が叶うだけでなく、本当の自分につながり、目覚めへ向かいます。

わたしたちはみな意識をしないと、無意識に自己否定をしていることがとても多いものなのです。

なぜなら、太古の昔から戦いに勝ち抜いて、生命維持できたものだけが生き残ってきたという歴史を背負ってきました。

ですから、弱い自分では生き残れない、強い自分でいたい。そう誰もが潜在意識の奥深くで思っているのです。


現代社会では、それで生き残れないということはないのですが、本能レベルでは強い自分、優秀な自分でいたいと潜在意識に刻まれているのです。


そのような背景があり、成果を出した自分や、かっこいい自分は、受け入れられても、失敗した自分、成果がでない自分、人から嫌われてしまった自分、情けない自分、無力な自分……そういう自分は、とてつもなく受け入れがたいのです。

ですから、潜在意識の奥深くにしまいこんで、ダメな自分は見ないようにしたり、

自己否定

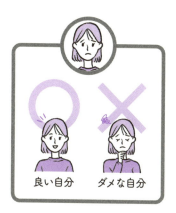

自愛

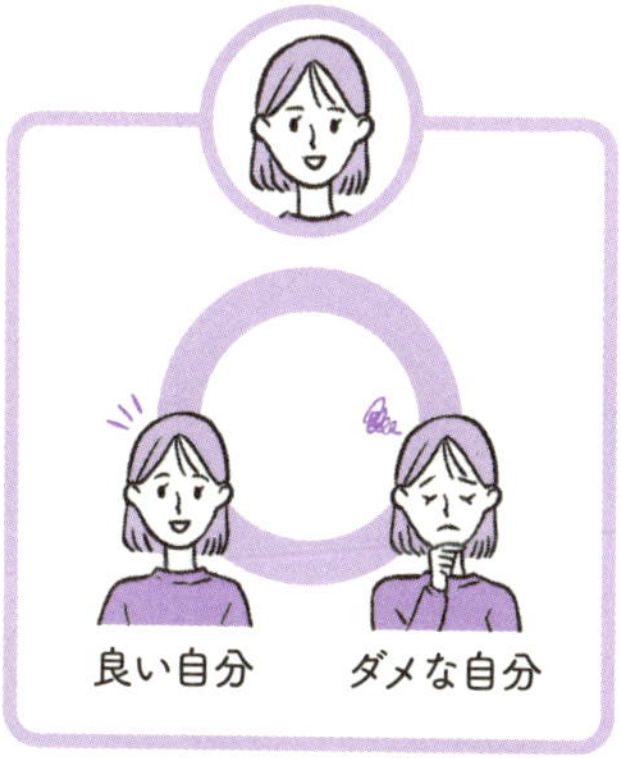

その存在自体を否定したりしてしまいます。

209ページの図の解説　自分自身の中にある、良い自分には○をつけていても、ダメな自分には×をつけている状態だと、×をつけている部分を外側に投影して、モヤモヤしたり、苦しみを感じることになります。

ですので、自分自身の中の何を否定しているのかに気づくのは、外側にある出来事でモヤモヤしたり不快に思うことがサインとなります。

例えば、クライアントからのこんなお悩みがありました。職場で自慢話ばかりして、何かとマウントをとってくる上司にうんざりして、毎日すごいストレスがたまるのが悩み。なんとか上司との関係でストレスをためない自分になりたい。このようなご相談でした。

潜在意識アロマⓇのカウンセリングで色々お話をうかがうと、心の中の思い込みと、外側の世界には嫌な上司が登場しているということがみえてきました。

心の中にはどのような思い込みがあったかというと、「人に自慢をするのはダメなこと」「人を上から目線でマウントするのはダメなこと」そんな信念をもっていたのです。

ですから、自分は、人にそのようなことをしないようにいつも気を付けていました。つまり我慢していたということです。こんな風に自分が否定していたり、我慢していた言動を、平気でとる人がいると、イライラしたり、モヤモヤしたりするという心の反応がでてきます。

ところが、そんなある日、そのクライアントが、プライベートで友達とお酒を飲んでちょっと気が緩んでしまい、つい友達に自分の自慢話をしてしまいました。翌朝目が覚めたときに、「昨日は気が緩んで、友達に自慢してしまった！かっこわるいことをしてしまったな」。そう後悔し、友達にも嫌われるのではないかと不安になってしまいました。そして自己嫌悪に陥ります。

どうして、こんなにモヤモヤしイヤな気分になってしまったかというと、今まで、自分に対して、禁止して、否定していたことを、自分がやってしまったからです。

そのような自分は受け入れがたく、そんな自分を好きになることはできないのです。


上司のことが嫌いなのも、自分を受け入れられないのも、全く同じ理由からきています。

どちらも、209ページの図でいうと、自慢話をする自分はダメだと思っていて、それに対して×をつけています。

これが、まさに自己否定している状態なのです。


このような状態だと、外側には、またイライ、やモヤモヤするような出来事がエンドレスで起こり続けます。

上司との関係でストレスを感じないようにしたいと思っても、一向に楽にはならないでしょう。

こんな時、クライアントの願い、つまり上司と接する中でストレスを感じない自分になるのを叶えるには、自愛をするのが最短です。

酔っぱらってつい、友達の前で自慢話をしてしまった自分を、かっこわるいことをした、ダメなことをしたという風に、否定するのではなく、「たまにはそういうことをする自分がいても仕方ないよね」「そんな時があってもいいよね」と受け入れて、自分を許してあげるのです。

そのように自分をみることができると、良い自分にも、ダメな自分にも○をつけられる状態になっていきます。

どんな自分にも○をつけて受容することが自愛なのです。

自慢話をしてしまった自分を許せるようになると、不思議と、上司が自慢話をしていることにイライラ、モヤモヤしないで、気にならなくなってくるのです。

このように自慢話をする上司に対して、「そういうこともあるよね」とさらっと流せるように変化します。つまり、○をつけられるようになっていくのです。

どんな自分にも○をつけると、外側の世界に映し出される様々なことにも○をつけられるようになり、願いが叶い、さらに問題や困ったことがなくなっていきます。

このケースはほんの一例です。あなたが、外側の出来事でイライラやモヤモヤすることを発見したら、自分の中に○○してはいけない、○○であるべきだ、○○したら大変なことになる、など色々な潜在意識レベルでの信念があるのです。

だから、それを平気で破るような出来事や人をみると、心が穏やかでいられなくなるのです。

そんな時、自分の中にある、同様の部分への自己否定が起こっています。ですから、自分の中のその部分に○をつけて、そんな自分もありのままに受け入れて許していけばいくほど、外側の世界が平和なものに変わっていきます。

それはあなたの願いが叶った世界なのです。最速で願いが叶う秘訣となります。

香りを使った自愛は目覚めへの近道

自愛力を高めるには、自分の中の自己否定に気づかないといけないので、自分を客観視する練習が必要となります。

その時に大切なのが、自分の本音にいつも気づけるアンテナを育てることになります。それは、とことん、**自分に素直になること**でもあります。

本心の願いというのは面白いぐらい素早く叶っていきます。それはなぜかというと、（216ページの図参照）本音というのは、ウソがなく、否定が一切ないからです。願いを叶えるためには、**否定の要素を一切はずしていくことがかなり重要なのです。**

それは、ネガティブを消すという意味ではなく、ネガティブがあることを許す、ネガティブを排除するのではなく、ネガティブに居場所を与えて、そこにいていいよ、とありのままを受け入れるという意味なのです。

イライラ、モヤモヤしたときは、アロマの良い香りで、まずは扁桃体の興奮をしずめ脳の状態をととのえ、心地よい気分になることで、本来の自分に戻ることがで

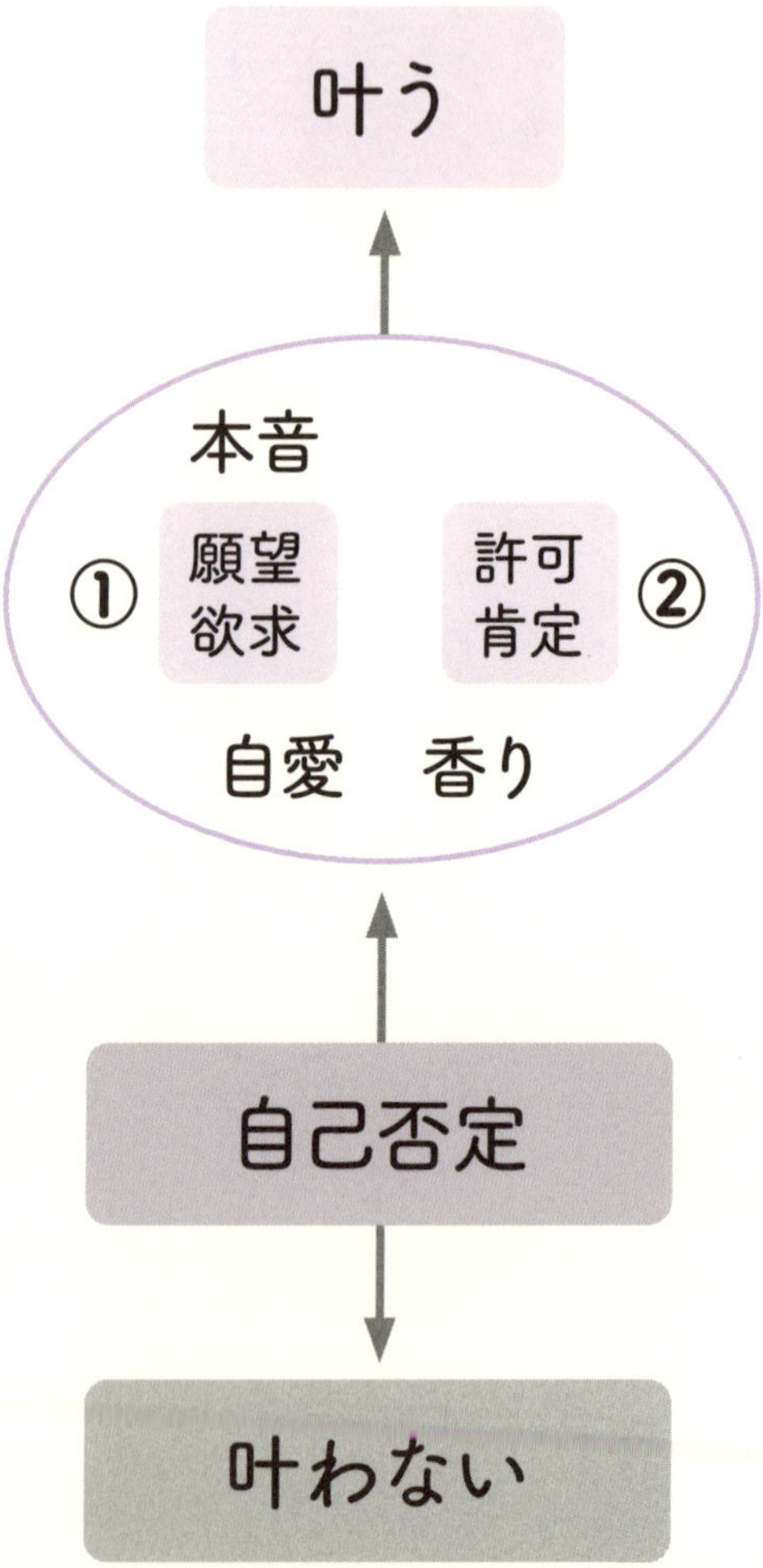
叶う
本音
①
願望
欲求
許可
肯定
②
自愛　香り
自己否定
叶わない

きます。このように、香りで自分をケアすることでも自愛力が高まっていきます。

香りを使った自愛力をアップさせる方法

あらためて自愛力を高める香り（アロマ）の使い方についてお話ししていきたいと思います。

○イライラしたり、不安になったり、モヤモヤしたとき

気持ちをリラックスさせて落ち着けるような香りを使いましょう。

使い方

ティッシュにアロマを1滴たらして、香りをかいだり、ティッシュを胸元にいれて、体温で香りが広がるのを感じる。

おすすめの香り

・不安や恐れが強いとき

マンダリン、スイートオレンジ

・怒りの感情がわいているとき

レモングラス、カモマイルローマン

・落ち込んで気力が出ないとき

ローズウッド、ローズマリー

・冷静になりたいとき

ラベンダー、プチグレン

効果

香りは一瞬で気分を心地よいものに変える力を持っています。また自分の気分を自分でこまめにケアすることで、自分は大切にされる存在なんだということを感じることができ、自愛力が高まります。

○自愛力を高めるアロマとアファメーション

香りをかぎながら、自愛力を高め、本音に気づくアンテナを強化できるケアをします。

やり方

朝晩、アロマをティッシュに一滴たらして、鏡の前の自分に向かって唱えます。

「わたしはわたしの本音を許します」
「わたしはどんな自分も受け入れています」
（どんな自分もというのは、良い自分とダメな自分の両方という意味）

おすすめの香り

ローズ、マンダリン、ラベンダーなど

効果

このアファメーションを唱えると、普段からいかに自分の本音を無視して、生きているかに気づくことができます。

例えば、お金がたくさん欲しい！という本音があったとしても、わたしたちはそれを素直に認めることができなかったりします。

もちろん人を傷つけたり、犯罪につながるようなことはだめですが、一般的には、お金がたくさん欲しい！そんな虫のいい話はないと思われがちであっても、それが本音なのであれば、そう思う自分を許していくというのが大切です。実際にそうなるかどうかは重要ではなく、本音ではそれを望んでいるということを、正確にキャッチできるようになるアンテナが重要なのです。

このアファメーションを香りをかぎながら、朝晩続けることで、本当の自分が何を求めているかに、すぐ気づけるようになります。そしてその望みは本音なので、叶うスピードがはやくなるのです。

香りを使って唱えることで、潜在意識に深く刻まれていき、効果は絶大です。

夢を叶え、本当の自分とつながり、目覚めるためにも必須で行ってほしいこととなります。

第 7 章

ワンネス（目覚め）へのレッスン

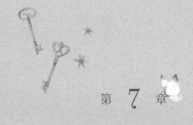

願望実現にネガティブを消さなくていい理由

一般的に、夢や目標を叶えるときに、ネガティブ思考を手放して、ポジティブに望む状態をイメージしましょうと言われています。

前章でもお話ししたとおり、わたしたちは、潜在意識の中に記憶として入っている経験データをもとに、思考と感情が自動的にわいてしまいます。

ですので、自動的にわいてくる思考と感情を無理やりポジティブにしようと思っても、金メッキがはがれるように完璧にはできないのです。

ところが、誰もがネガティブ感情をいかに手放して、ポジティブになるのかという努力をしてしまいがちなのです。

でもそのようにすると、かえってネガティブを強化してしまうので、あるがままに浮かんでくる思考と感情に抗わないほうがよいです。

ネガティブをポジティブに無理に変換しようとするのは逆効果!?

例えば、こんな状況がありました。

Tさんはアロマサロンをオープンしました。

集客をするのに、SNSで宣伝しよう！と頑張ろうと思っているのですが、どうしても、やる気がでないで先延ばしになってしまっています。

そんな中、先延ばしなんてしていられないと、気合を入れてなんとか1か月は頑張ったのですが、良い反応も得られず、辛いだけ。すっかりやる気をなくしてしまいました。

オープンしたけれども、また今月もご予約はゼロ件です。

そんな自分を責めて、わたしはダメな人間だ。そういう思考が浮かんで、不安でいっぱいです。すっかりネガティブになってしまいました。なんとか、ポジティブにならなければと思うほどに、空回りしてしまいます。

このように、誰もがネガティブになってしまうことはあると思います。そんな時、自分の中に、わいてくる思考や感情とどう向き合うかはとても大切です。ネガティブを消そうとし、拒絶するかかわり方なのか、ネガティブを受け入れるかかわり方なのか……です。

そのかかわり方の違いについてお話ししていきます。

・ネガティブを消そうと拒絶するかかわり方

わたしはダメな人間だから、なんとかそんな自分を変えなければ！ちゃんとSNS発信をできる人にならなければ、結果をだせる自分に変わらなければ！そう思って、できない自分を否定して、変わらなければ！と思うほどに、自己否定が強化されてしまいます。

自己否定している状態だと、ネガティブなままで次の行動をしようとして余計に疲弊します。図で描くと左のような感じで、否定している自分をさらに否定して、

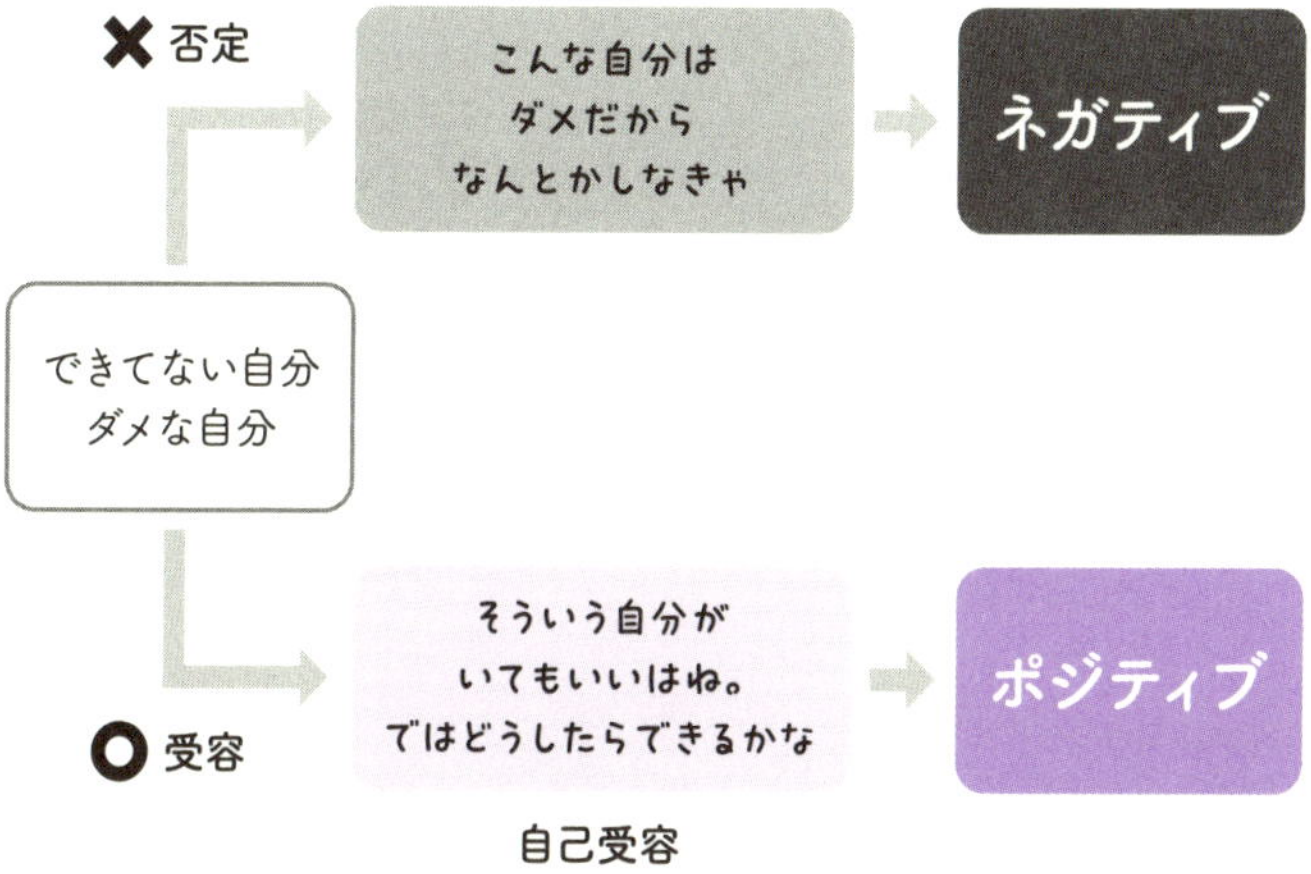

どんどんネガティブが強化されてしまいます。

・ネガティブを受け入れるかかわり方

まるで第三者のような客観的な視点にたち、「わたしは今自分をダメな人間だと思っているけど、そういう自分がいてもいいよね。それでここからどうしようか」と、現状の自分を否定せずそのまま受け入れて、次に何ができるかを建設的に考えるようになると、ネガティブだった気持ちがポジティブに変わります。

このように、ネガティブな考えや感情が浮かんだときに、その状態、その自分、その考え、その感情をそのまま否定せずに○をつけるイメージで受け入れると、ネガティブは自然と消えていきます。

わたしたちが苦しいときというのは、たいていネガティブな考えや感情に陥っているときです。その瞬間、そのことを問題視して、その状態から脱却しなければと無意識で強く感じています。その状況に×をつけるイメージです。

でも、その時に浮かんだ考えや感情が何なのかをしっかりと言語化して、客観視してみるのが大切です。そのうえで、そんな風にネガティブに感じてしまう自分を否定せず、そのまま受け入れる、○をつけるイメージでそんな自分を許していくと、ネガティブは自然と消えていってしまいます。

否定とは分離

第3章でお伝えしたとおり、わたしたちのネガティブ感情は、もともと神の子が神から分離したことを、自らに真実なんだと信じ込ませたことからスタートしていました。

その際に本来なら分離なんて不可能なのに、それがあたかもリアルであるとしたかったので、自分で自分が誰なのかを忘れ、自分にウソをついたというプロセスがありました。

そして、神の子は取り返しのつかないとんでもない罪を犯してしまったと信じ込み、そこから、罪、罪悪感、恐れという根源的な感情がわいてくるようになりました。

やがて、神の子は心の中が戦場になってしまったことに耐えられず、外側に投影したのがこの世界のはじまりでした。

スタートがそれなので、わたしたちにとってネガティィブ思考や感情がでてくるのは当たり前のことなのです。それを、**無理やりポジティィブに思い込もうとしても、無理があるわけです。**

そもそも、そのネガティィブをつくったのも、わたしたちの根源なのだから、ネガティィブを排除しようと抗わずに、正しく自分の心の動きをみていくことが大切です。

ネガティブな思考や感情をじっくりと観察すると、それらは全て、「これはダメだ」とか「わたしはダメだ」とか「このままではいけない」などのように、今あるものへの拒絶と否定です。

そしてそれを問題視し、このままではいけないから望ましい状態に変化させねば、この状況は好ましくないから排除したい、遠ざけたい、拒絶したいと感じたりするのです。

これはダメだから、あっちいって！
これは好きじゃないから、あっちいって！
と自分の懐にいれるのではなく、遠ざけて外側に投げ出してしまいたい感覚です。
この感覚は、まさに分離の感覚と言えます。

でも、神の子のストーリーに戻るなら、本来、罪、罪悪感、恐れというネガティブ感情は、神の子の分離の夢を終わらせないための、でっちあげられた概念です。
だから、それを拒絶、否定せずに、

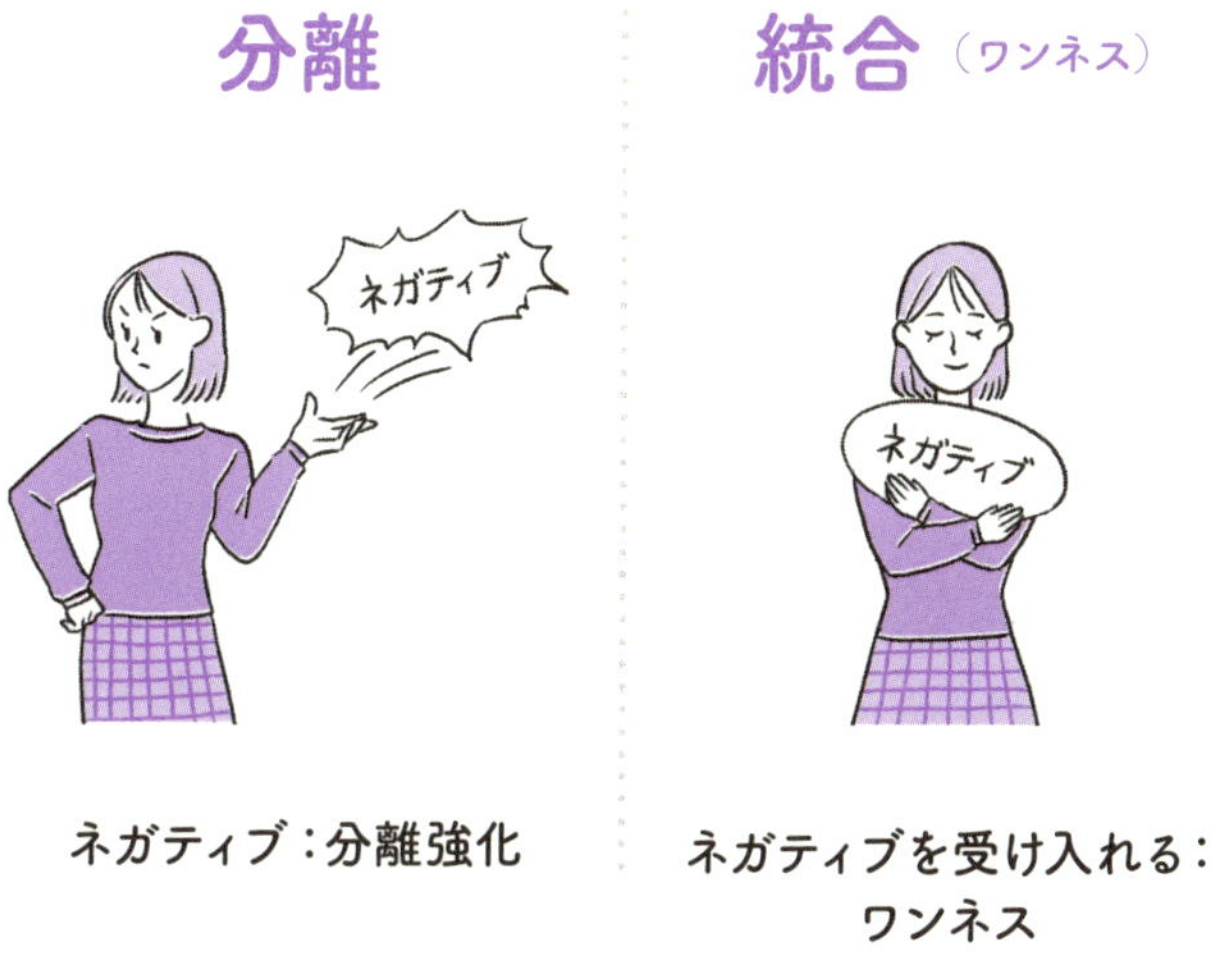
分離
統合（ワンネス）
ネガティブ
ネガティブ
ネガティブ：分離強化
ネガティブを受け入れる：ワンネス

「ネガティブが自分の中にあってもいいんだよ」
「ネガティブなことがあってもいいんだよ」
「ネガティブは拒絶しないでいいんだよ」
「ネガティブを問題視しなくていいんだよ」
「ネガティブを無理にポジティブにしなくてもいいんだよ」

と受け入れ、ネガティブを許していくと、すーっと苦しい感覚が消えていきます。

これは本来、罪、罪悪感、恐れの全て

が幻想で存在していないからなのです。

でも、それを拒絶しているときは、分離が強化されるので、どんどん苦しさが強くなっていきます。

逆に、それがあることを許して、ただありのままにそのままで放置すると、力を失い、統合されワンネスに戻ります。

この時、重苦しさが消え、軽やかで、安心した気持ちになるのがポジティブに転じたところです。

このポジティブな感覚、軽やかさ、微笑みがこぼれるのがワンネス、「悟り」の感覚なのです。

この感覚になったとき、願ったことはすっと叶っていきます。

香りを使って思考を観察するとワンネスに近づく

ここからは、ワンネス（目覚め）に近づくのにわたしが実際にやってみて役立ったレッスンをお伝えしていきます。悟りや目覚めへ導くトレーニングを指導してい

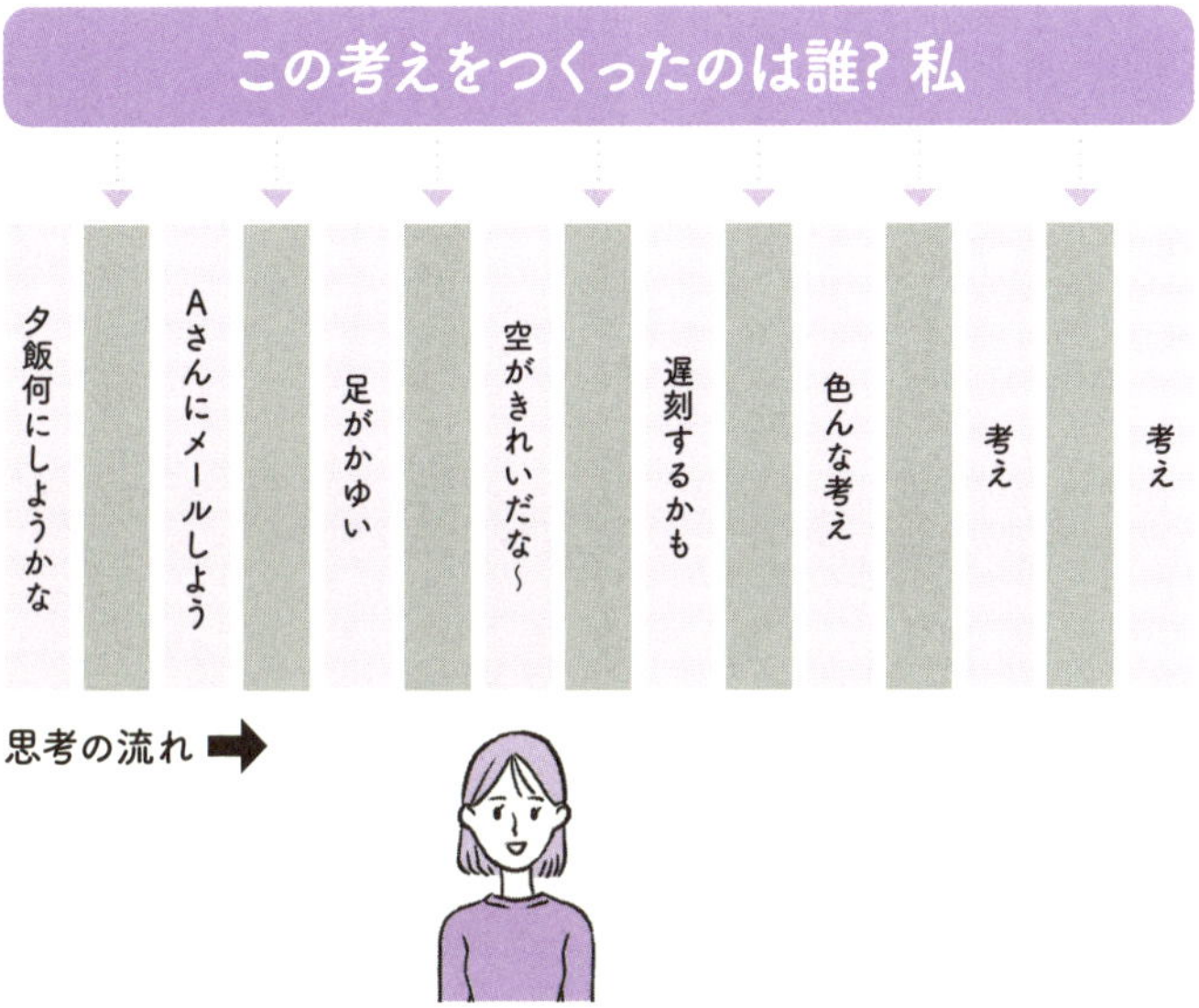
この考えをつくったのは誰? 私
夕飯何にしようかな
Aさんにメールしよう
足がかゆい
空がきれいだな〜
遅刻するかも
色んな考え
考え
考え
思考の流れ

る先生に教えてもらった方法をベースに、わたしなりにアレンジした方法となります。

それは思考観察です。

わたしたちは一日6万回も思考しているといわれています。そのうちの8割がネガティブなことだという研究もあります。思考は考えよう考えようとして浮かんできているのではなく、自動的に浮かんできています。それらは、まさに記憶の貯蔵庫である潜在意識に入っている経験データから浮かんできています。

それらの思考に意識を向けて、一つ一つに気づいていくというレッスンがおすすめです。

いつも、わたしたちは自分がどんな思考をしているかに注意を向けていないので、最初はどれが思考なのかわからない人がほとんどです。ですので思考というよりも、「心の声」だと思うとわかりやすいでしょう。

ステップ1

気持ちを落ちつけ集中力を高めるアロマ（おすすめはサンダルウッドやフランキンセンス、ベチバーなど）を用意してティッシュに1滴たらして、香りを感じて深呼吸します。香りをかぐことで、集中力を高めていきます。その次にタイマーを1分かけたら目を閉じて、自分の頭に浮かんでくる思考をみつけていきましょう。

例えば、

「今からお風呂入ろう」「さっきお風呂をわかしたはず」「なんかお腹がいっぱいだ

な」「食べ過ぎたかも」「Tさんから返信きてるかな」「喉が重い感じだな」「明日の予定ってなんだっけ」「明日の予定も思い出せないなんて大丈夫かな」「足がかゆいな」……

このように、目を閉じて自分の思考を観察すると、折り重なるように、次々と色々な考えが浮かんでいることに気づいていけるようになります。

まずは、このように色々な思考が浮かんでいるのをキャッチできるようになりましょう。

瞑想のように、雑念を消そうとか雑念が出てはいけないなどと、浮かんでくる思考をコントロールするのが目的ではありません。

あくまで、自分の頭に、どれぐらい、どのような思考が浮かんでいるかに気づく練習です。

ステップ2

先ほどと同じように香りを最初に感じて、心を整えておきます。

目を閉じて意識を向けるとたくさんの思考が浮かんできていることに気づけるようになったら、次は浮かんでくる思考の後に、「この考えを作ったのは誰?わたし」という1文をいれる練習です。これもタイマーを1分かけて行います。

ステップ1の例で解説すると、

「今からお風呂に入ろう」「この考えを作ったのは誰?わたし」

「さっきお風呂をわかしたはず」「この考えを作ったのは誰?わたし」

「なんかお腹がいっぱいだな」「この考えを作ったのは誰?わたし」

「食べ過ぎたかも」「この考えを作ったのは誰?わたし」

「Tさんから返信きてるかな」「この考えを作ったのは誰?わたし」

「喉が重い感じだな」「この考えを作ったのは誰?わたし」

「明日の予定ってなんだっけ」「この考えを作ったのは誰?わたし」

「明日の予定も思い出せないなんて大丈夫かな」「この考えを作ったのは誰?わたし」

「足がかゆいな」「この考えを作ったのは誰?わたし」……

このように、浮かんできた思考のすぐあとに、

「この考えを作ったのは誰？わたし」とつけていきます。

これをスムーズにできるようになるまで練習しましょう。慣れてくると、自分の中に様々な思考が浮かんでいるのを客観視できるようになっていきます。

ステップ3

先ほどは目を閉じて1分だけやりましたが、慣れてきたら、一日中できるときにはずっと思考観察をしていきましょう。最初は難しいですが、熟練すると、人と会話をしているとき以外は、ほぼできるようになっていきます。香りはティッシュにしみこませ、ポケットや、胸元にいれておくといいでしょう。

例えば、駅までの移動時間、トイレやお風呂に入っているとき、家事をしているとき、病院での待ち時間、美容院にいるとき、買い物中、散歩しているとき、とに

かく、どんな時でもできるときにやっていけるように訓練しましょう。

この思考観察が上手にできるようになると、色々な気づきが起こってきます。

例えば、「自分なんてどうせだめだ」この考えを作ったのは誰？わたし

「努力しても報われない」この考えを作ったのは誰？わたし

「明日はうまくいくか心配だな」この考えを作ったのは誰？わたし

「体調が悪いけどこのまま悪化したらどうしよう」この考えを作ったのは誰？わたし

「あの人に嫌われてるかも」この考えを作ったのは誰？わたし

こうやって様々な考えというのは、潜在意識に入っている経験データから、自動的に浮かんできているのですが、それは、全部自分が作り出したものなのです。

でも、その考えが真実なのかというと、全くそうではないという気づきが起こり

ます。

中には、根拠のない思い込みもたくさんまざっているからです。こうやって思考を洗いざらい観察することで、**自分が作り出した根拠のない考えに、惑わされなくなっていきます。**

特にネガティブなぐるぐる思考に巻き込まれそうになったときも、客観的にみることができ、落ち着いていられるようになります。

ただし、この訓練は簡単そうにみえて、実践するのはかなり大変です。一念発起してやる必要がある、とわたしの先生にも言われたことを覚えています。

なぜ、なかなかできないかというと、わたしたちは自分の潜在意識をみるのを避けようとするからです。もともと潜在意識というのは、みたくないものをしまって、心を守る働きもしているからです。また、神の子のストーリーを思い出しても、もっとも見たくないものを隠しているのが潜在意識だからです。

このレッスンをするのであれば、**覚悟を決めてやるぞと行う**のがおすすめです。

わたしも、一時期は忘れないように、部屋中に「この考えを作ったのは誰？わたし」と紙に書いて貼ったり、スマホの待ち受けにもしていたぐらいです。

そして人と話しているとき以外、一日中数か月ずっとこれを実践していました。

それぐらいの意識でやると、思考から自由になっていくのを確実に感じることができるようになります。

わたしは、これをずっと続けていた先に一瞥体験が起こりました。

全部自分が作ったストーリーであること、知覚できているもの全てが並列で増えることも減ることもなく、同じであること。まさに差取り、悟りの境地です。

感情との付き合い方がわかれば目覚められる

わたしたちは、なんらかの思考があって、それに伴って感情がわいてきます。

例えば、仕事で新しいチャレンジをするとき、「失敗するかも」という思考が浮かべば、不安な気持ちでいっぱいになります。

「きっとうまくいく」という思考が浮かべば、わくわくと楽しい気持ちになります。

このように、なんらかの思考があって、そのあとに感情を感じています。わたしたちは、普段は自分の感情に振り回されたくないので、あまり気づかないようにしています。長年自分の感情をおさえていると、本当に自分の感情がわからなくなってしまいます。

確かに、怒りや悲しみや情けなさなどの感情はとても不快で、強いものなので、できるだけ感じないようにしてしまうのは仕方がないことです。でも、目覚めへのレッスンの一つとして、ネガティブな感情を感じる練習も大切になっています。なぜなら自分自身の中にわきおこる全てを、まるごと、否定や拒絶をせずに、受け入れることが分離からワンネスに戻っていくことだからです。

ステップ1　普段から自分のポジティブな感情に意識を向けるようにする

日常生活の中で得られる、ちょっとした嬉しさや喜びの感情に意識を向けてみましょう。

その一つの練習として、好きなアロマの香りをかいで、その時の感情に意識を向けてみるといいです。

良い香りをかぐと、嬉しい気持ちや、楽しい気持ちなどが浮かんでくるのを感じられるようになっていきます。

晴れている青空をみて嬉しい気持ちになったり、コンビニの店員さんの笑顔が嬉しかったり、家にいるペットがかわいかったり、そのような瞬間、ポジティブな感情を感じていることを自己観察して、しっかりと意識を向けるようにしてみましょう。

ステップ2　ネガティブな感情も感じるようにする

モヤモヤした気持ちになったときがチャンスです。どんな感情があるか、自己観察してみましょう。

怒りや淋しさ、情けなさ、悲しさ、色々な感情があるのに気づけるようになっていきます。

そうしたら、
「わたしは今怒ってるんだね」
と、受け止めて、腹立たしいと思っていることを全部声に出していきましょう。

例えば、「母にわかってもらいたいと思って、お願いしたのに、全然わかってくれない！なんで親子なのにわかってくれないの！ひどいよ！わたしはこんなに頑張ってるのに！悔しいよ！もう二度と話なんかしたくない！顔も見たくない！」

こんな風に、普段なら絶対にいってはいけないような思いを、誰にもみられない場所で、声に出してぶつけてみましょう。怒りが強いのであれば、布団やクッションなどを叩いたりしてもいいです。

こうやって、自分の中にわいてくる感情のエネルギーをしっかりと外に放出してみるのです。

また、淋しさを感じていたとしたら、
「わたしは今淋しいんだね、淋しいよ〜淋しいよ〜淋しいよ〜淋しいよ〜。わたしは独りぼっち、淋しい淋しい淋しい」

こんな風に、感じたことをそのまま声に出していいながら、淋しさを受け入れていきます。

最初は、かなり抵抗がある練習になりますが、毎日コツコツやってみてほしいと思います。


わたしがこれを練習していたときに、大きな気づきがありました。わたしには、病気をもつ妹がいます。ある時、妹に対してモヤモヤした気持ちがわいてきました。それは、小さい頃のわたしの満たされない感情でした。

妹の方が手がかかるので、自分は後回しでかまってもらえなかったという思いでした。これは勝手なわたしの思い込みで事実ではないのですが、子供のわたしはそんな風に思ってしまっていたのです。

客観的にみても、親は精一杯わたしを愛して育ててくれていました。

でも、わたしのインナーチャイルドは怒りをもっていました。

その怒りがなんと言っているのか、心の声をきいてみると、

「妹がいなかったらわたしはかまってもらえたのに！悔しい！」という思いでした。

大人のわたしは、頭では全くそんなことは思ってもいませんでした。

むしろ病気をもっている妹のことをかわいそうだと思っていたし、誰よりも大切に思い愛していました。だからまさか、こんなに黒い感情を自分がもっているなんてぞっとしました。

でもこの時に気づいたのは、こういう黒い感情をもつ自分をみるのが一番怖かったのだということでした。

感情をみることは、こんなに怖いことなのかと、深く理解した経験でした。

でも、そんな風に黒い感情を吐き出して、心の奥底で思っている、素直な気持ちを言えたときに、涙があふれて止まらなくなりました。そのあと、清々しい気持ちになりました。

黒い感情をもってしまった自分を、ダメと思わず、許していくということなのです。

わたしの例でお話ししましたが、わたしたちは誰もが自分の中にある、ネガティブ感情をたっぷり感じることを恐れています。そして、なんとかそれを避けようとしています。

P229の図のように、ネガティブ感情を遠ざけるのではなく、自分の懐にいれて、そのような自分をまるごと許していくと、統合、ワンネスが起こります。その時に、今まで何であんなに感情的になっていたのかな?と唖然とするぐらい、笑顔になり、軽やかな自分に戻れます。

これも、実際に読んでいるだけではわからないので、ぜひ、体験してほしいと思います。最初は週に1回ぐらいやってみて、慣れてきたら、ネガティブ感情を感じたらそのつど何回でもやってみてください。

ネガティブ感情の中に、あなたの本当の願いが眠っている

先ほど、ネガティブ感情をじっと観察したら、「妹がいなかったらわたしはかまってもらえたのに！悔しい！」という心の声が出てきました。

これこそが、まさに、自分の心の奥底にある本当の願いがわかる、大きなヒントになります。

結局、どうしてほしかったのかというと、

「わたしを一番にかまってほしい」

「わたしを一番に愛してほしい」

という、心の奥底にある本当の願いを叶えてほしかったのです。

このように、ネガティブ感情を観察すると、○○が欲しい、○○になりたいという願いが必ず隠されています。

「わたしを一番にかまってほしい」

「わたしを一番に愛してほしい」

この心の奥底にある本当の願いは、日常生活の様々な出来事の中で、自分でも気づかずに発動してしまいます。

今回は、妹のことでこれが出てきましたが、例えば、パートナーが忙しくて、なかなか会えないということがあったら、その時にも、不安になったり、イライラしたりするということが起こってくるのです。

または、仕事でやりたくないことを押し付けられて、断れずにイライラしたり、コンビニの店員さんの態度が悪いときにすごく嫌な気分になったり……あらゆるところで根っこにある、

「わたしを一番にかまってほしい」

「わたしを一番に愛してほしい」

から、色々な出来事を投影していきます。

これらの、イライラやモヤモヤの根源は、

「わたしを一番にかまってほしい」

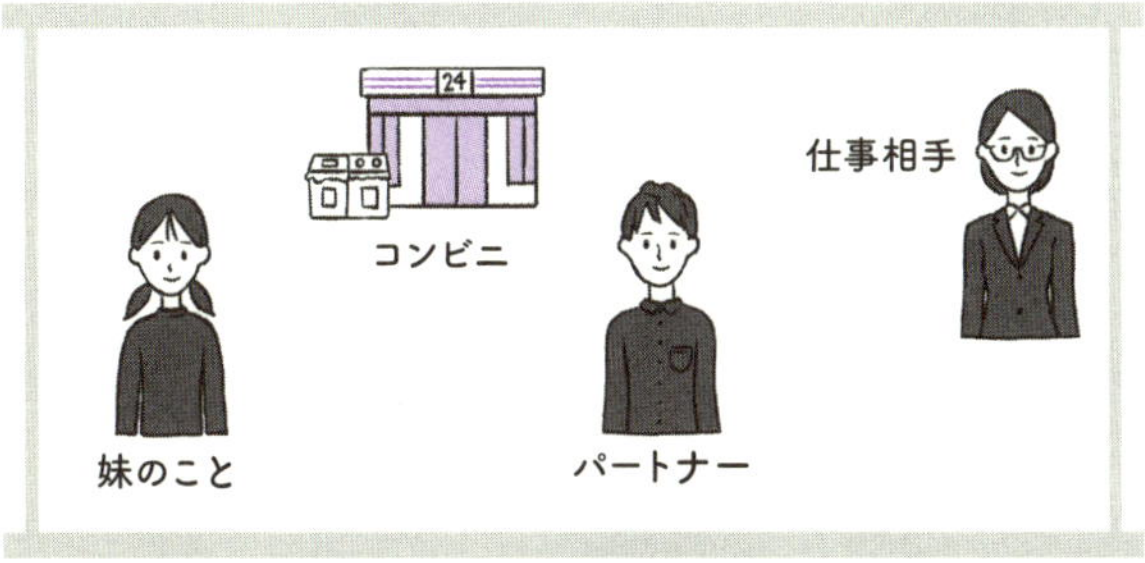

わたしを一番にかまって欲しい
わたしを一番に愛して欲しい

「わたしを一番に愛してほしい」

なので、これを叶えて満たしてあげれば、外側にイライラやモヤモヤは起こらなくなります。

正確にいうと、そのような出来事が起こっても、一切動揺せずにスルーできるようになります。

それでは、どうやってその願いを叶えてあげたらいいでしょうか。

それは、パートナーや仕事相手や、コンビニの店員さんや、妹に変わってもらうことではありません。

自分が自分にそれを与えてあげるのです。

「わたしを一番にかまってほしい」

「わたしを一番に愛してほしい」

あなたが、自分を一番にかまってあげていないから、あなたが、自分を一番に愛していないから、外側に投影されていくのです。

自愛で本音の願いを叶えるとネガティブ感情は消えていく

「わたしを一番にかまってほしい」

「わたしを一番に愛してほしい」

この心の声を満たすために何をするかというと、自分で自分に愛を注いでいくことです。これも自愛です。


具体的に何をすればいいのかというと……

「わたしを一番にかまってほしい」

いつも、自分が今何を求めているのか？

何をしたいのか？を自分にきいてあげる。


例えば、誰かといるときにお手洗いを我慢しているとしたら、それは、自分を一番にかまってあげていないこと。「お話の途中だけど、ちょっとお手洗いに行ってくるね！」と言ってちゃんと行くこと。

お昼ごはんに何を食べたいのか？と自分の心にちゃんときいてあげて、可能なかぎりそれに応えてあげること。

仕事で頑張りたいと思っているけど、やる気がでないでダラダラしているとしたら、頑張りたいんだよね？応援するからちょっとやってみよう！と自分を励ますこと。

こうやって、一日中ずっと自分で自分をかまってあげるのです。

「わたしを一番に愛してほしい」

仕事で成功している人たちが集まるパーティーに行って、気後れしてしまったとします。

そんな時、心の中では他人と自分を比べて、自分はダメだなとか、自分は情けないなと感じています。

この状態というのは、自分を一番に愛しているとはいえないのです。むしろ、気づかないうちに、自分を嫌っている状態です。

こんな時は、人と比べて落ち込む自分をダメ！とせず、まるごと許して愛する（受け入れる）。

自分はダメだ、自分は情けないと感じている自分を嫌わずまるごと許して愛する（受け入れる）。

ということをやっていきます。

こんな風に、徹底的に丁寧に自分をケアしていくと、外側にイライラやモヤモヤが起こることが激減していきます。

これを生徒さんに実践してもらっていますが、面白いほどに早く、外側の世界が変わります。

文句ばかりいってくるご主人が優しくなったり、仕事で今まで厳しかった上司から褒められたり……周囲の人から大切にされたり、愛されていることを実感できるような出来事が起こったと、多くの報告を受けています。

こうやって、ネガティブ感情の奥にある本当の願いを明確にし、それを自分で自分に与えていくと、願いはすごいスピードで叶っていきます。

そして、香りを使ってアファメーションも同時にやっていきましょう。

「わたしはわたしをいつも気にかけています」
「わたしはわたしを一番に愛しています」

ありのままの自分を愛せるようになるローズの香りがおすすめです。

本当の願いをみつける「深掘り」レッスン

ネガティブ感情の奥から本当の願いをみつけることのほかに、もう一つ、思考を一つ一つ深掘りしていくことで、本当の願いをみつけることができるレッスンがあるのでご紹介します。

日常の中でちょっとしたモヤモヤしたことをテーマに深掘りしていきます。

自分を冷静に客観視できるようになる、ラベンダーやプチグレンの香りをティッシュに1滴たらして、香りを感じながらやると、ニュートラルに自分の思考をみることができます。ぜひ、香りを感じながらやってみてください。

例　駅の中で、ぶつかってきてもしらんふりする人がいてモヤッとした。

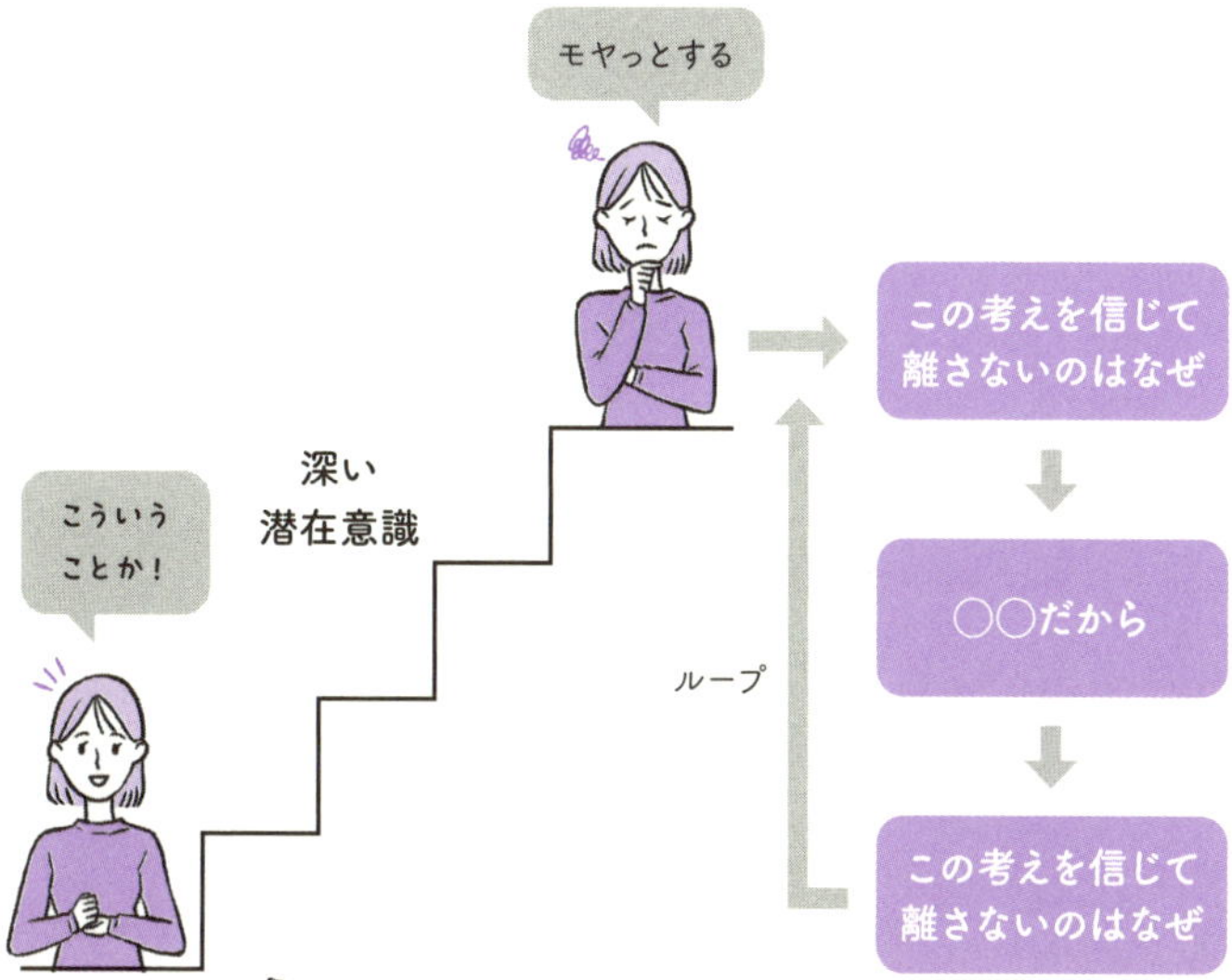

相手の方からぶつかったんだから謝るべきだ
↓
この考えを信じて離さないのはなぜ？
↓
一言でいいから謝ってほしかった
↓
この考えを信じて離さないのはなぜ？
↓
謝ってもらえないのは、ないがしろにされた気がする
↓
この考えを信じて離さないのはなぜ？
↓

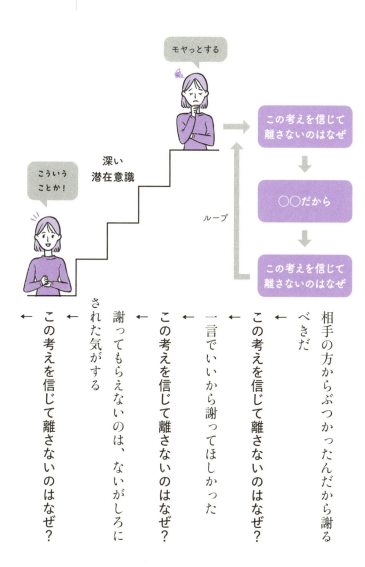

自分は他人からないがしろにされる存在かもしれない

↓

この考えを信じて離さないのはなぜ？

↓

自分には価値がないと思う

深掘りすると、自分には価値がないという考えを信じているので、ちょっとぶつかって謝ってこなかっただけなのに、イライラしてしまったわけです。

もしも、自分は絶対に価値がある存在とわかっていたら、なんとも思わなかったかもしれないです。

ここにあげた考えというのは、**全て自分が作り出した思い込みで、客観的な事実ではありません。**

仮に、自分は価値がある存在だと思っているとしたら、

㈷　駅の中で、ぶつかってきてもしらんふりする人がいてモヤッとした。

相手の方からぶつかったんだから謝るべきだ。

とは思わず、ぶつかった瞬間にはなんの考えも浮かばずに、一瞬の出来事として流れていって覚えてもいないかもしれません。

このように、小さなモヤモヤを深掘りすると、色々なことを信じ込んでいることがわかります。

自分には価値がないと信じているということは、自分には価値があると感じていたいというのが本当の願いになります。

先ほどのように、自愛を高めるトレーニングをしていきます。

願いは「わたしは、自分が価値ある存在だといつも感じていたい」ということで

す。

そのためには、一日の終わりに3つ、自分の素敵なところ、自分ができているところを褒めるというのがおすすめです。

例えば、

・今日もごはんを美味しく食べた！素敵だね
・今日はお仕事を頑張った！えらいね
・今日はミスをして失敗したけど、すぐに切り替えたね！すごいね

このように、自分の素敵なところ、自分ができているところを、ピックアップすることを習慣にしていきましょう。

これを続けると、自然と、自分は価値がある存在だということを感じられるようになります。

そして、アロマを使ってアファメーションもやっていきましょう。

「わたしはわたしの価値をちゃんと受け入れています」とローズの香りをかぎながら唱えます。

微細な心の動きを観察する

ここまでのレッスンを丁寧に続けていくと、自分の内側にある微細な心の動きをキャッチできるようになっていきます。

それがわかるようになると、「目覚め」「ワンネス」「悟り」に近づいていきます。レッスンの最初の頃には気づけないのですが、半年以上続けていくと、だんだんとわかってくることがたくさんあります。今は理解できなくても、いずれそのようなことを感じるのだなと楽しみに続けていただけたらと思います。

わたしの生徒さんたちにもこのレッスンをしていただいていますが、みなさん、だんだんと、微細な心の動きを、クリアにキャッチできるようになられています。

例えば、先ほどの深掘りレッスンでは、「自分には価値がない」という考えを信じていることがみえてきました。

そこで本当に自分には価値がないと信じているのかを、自分自身に問いかけてみるのです。

「本当に自分には価値がないと信じているの？」

そう問いかけると、信じたくないのにもかかわらず、どうしてもその考えの方に強烈にひっぱられる感覚を覚えます。

図だと左のような感じです。

この心の動きをみると、本来なら自分には価値があるという選択肢もあるのにもかかわらず、強烈に価値がないという方に引き寄せられていくイメージです。

これはまぎれもなく、**自分で自分がそれを選んでいる、信じたくて信じているということなのです。**

この心の動きがみえるようになると、自分で嫌な方を選んでいたんだと気づき、はっ！と正気に戻って、見える世界が変わります。まさにこの気づきの瞬間こそが、

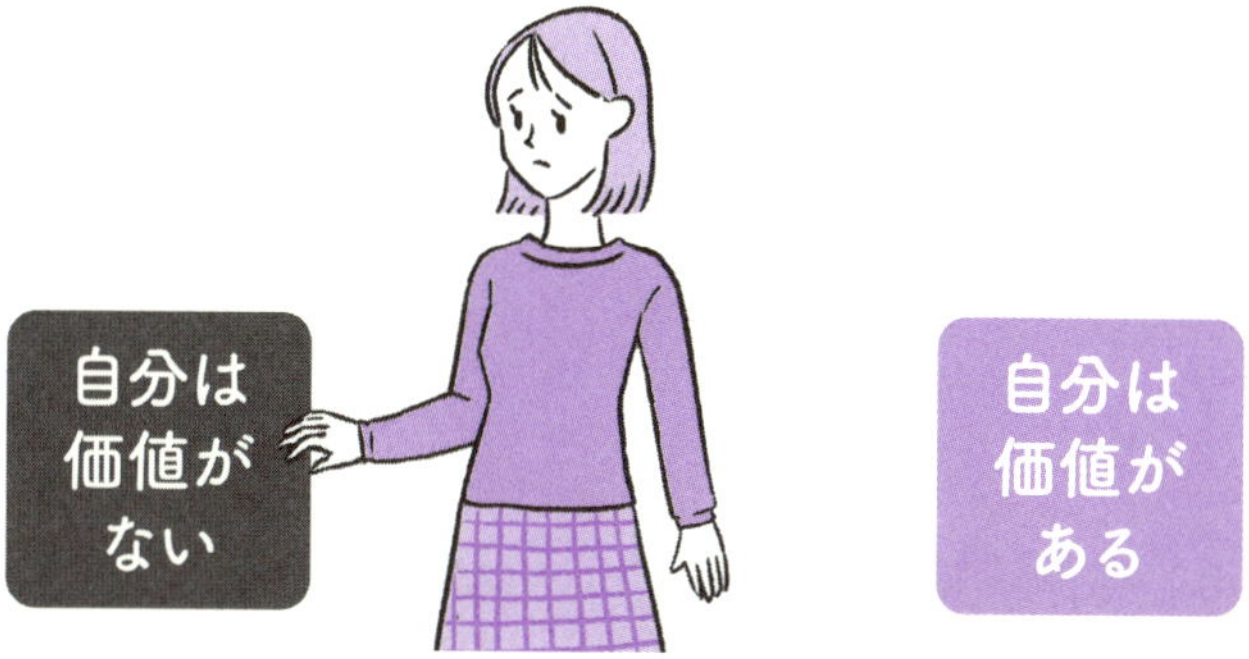

本当の自分（SELF）に戻った瞬間です。

自作自演の悲劇のヒロインに気づいていく

これは、第3章で解説した、神の子が、「正しい心」と「自我」の選択肢があるのに夢を存続させるために、「自我」を選んだことの延長線上にあるといってもいいでしょう。

こうやって、わたしたちの中にある、深い潜在意識の心の動きがクリアにみえてくるようになると、**本当に全てのことが、自分が信じたから起こっている**のだというのが理解できるようになっていきます。

自分から苦しい方を選んでいたんだ！と気づいたと

きに、起こっている出来事は、何の問題もなく、平和で愛に満ちているということにも気づきます。

軽やかで深刻さなど一切ない、笑ってしまうぐらい、安心と愛に満ちた視点です。これが、ワンネスです。『奇跡講座』では、これを「赦し」と呼んでいます。

ただ、この感覚は一瞬気づいても、またすぐにいつものモヤモヤに戻りますので、何回も何回も本来の自分に戻る練習をしていくことになります。

わたし自身、今現在もこれを日々練習しています。

本来、完全に悟ったということは、常にその状態にいられるということとなります。それが歴史上の人物であれば、イエス・キリストやブッダや、ラマナ・マハルシなどとなります。

わたし自身も常にその状態にいられるわけではないので、日々、本当に自分（SELF）に戻る練習をしています。

ここで紹介したレッスンを日常的に行うことで、明らかにストレスが減り、心が軽やかになりました。また、わたしの生徒さんたちも同様に楽になったと言っています。

わたしたちの本当の幸せは、願望実現することを超えて、本当の自分（SELF）を思い出していくことです。

この世界で何かが起こって動揺したとしても、先ほどのレッスン（特に深掘りレッスン）をすることで、本来の自分の視点に立ち戻れるので、すぐ軽やかな心になります。

これらの練習を重ねることでメリットは、

・虚無感や絶望感などがなくなってくる
・深刻にならずにニュートラルに対処できるようになる
・不安や恐れに飲み込まれにくくなる
・自分を責めて落ち込まなくなる
・他人と比べて落ち込まなくなる

・どの考えも自分が作ったとわかるので動揺が減る
・本当の平安がなんなのかがわかるようになってくる
・本当の自分に戻れるようになる
・一瞥体験などが起こる可能性がある
・ワンネス、悟り、目覚めがどういうものなのかわかるようになる

これからの時代は、自分の思い通りに現実をコントロールして一喜一憂するのを超えて、本当の幸せ、本当の自分（SELF）に目覚めることこそが幸せだと気づく人が増えてくるはずです。ぜひ、ここで紹介したレッスンを実践してみてほしいです。苦しみからの脱却につながる方法です。

第 8 章

執着、不安、迷いのない自由な自分へ

現実創造のメカニズム

ここまで読み進めていただいているので、現実創造のメカニズムの全体像がだんだんと見えてきているかと思います。
ここで改めて、全体像について、おさらいのために270ページの図をみながら解説をしていきたいと思います。

わたしたちの意識には、自分で意識できている顕在意識、個の自分としての記憶の全てである個人的無意識、そして、神の子の一つの心で人類がつながっている集合的無意識があります。

前章で、思考観察をするレッスンについてご紹介しましたが、それを鍛錬していくと、全ては、「その思考」を真実だと信じているから、それが現実になっていくという仕組みになっていることに気づくはずです。

個人的無意識の思い込み

わたしは、今まで約20，000名以上の方へ、潜在意識アロマⓇという、香りを使った心理カウンセリングを行ってきました。その中で、みんなそれぞれに色々な体験をし、違う人たちなのにもかかわらず、苦しみの原因は270ページの図に書いた、★に集約されて、共通していると気づきました。

わたしも含め、人はみんな同じことで苦しんで悩んでいるのです。

それはどんなことかというと、いつも何か自分は足りていないと思う欠乏感、人と比較して、自分のほうが劣っているとか、自分のほうがすごいとか優劣をつけては苦しむことです。

自分には価値がないと思って、人から認めてもらおうとする無価値感と承認欲求、独りぼっちになったらどうしよう、いつか見捨てられるのでは、嫌われたら仲間外れになってしまうのではという孤独感、淋しいから誰かにかまってほしい、大切に扱ってほしいという渇愛……これらわたしたちの苦しみの原因です。

このように、日々の中で、モヤモヤしたり、辛くなったり深刻になったりすることれらの苦しみの全ても、実は自分が作り出しているのです。

それは、神の子のストーリーで解説したとおりです（神の子は、分離なんてできないのに、分離できたと信じたかった。だから自分は罪を犯して、取り返しがつかないことをしたということを自分で自分に信じ込ませた。さらに、そうやって自分を騙したことを、解離によって忘れた。その結果、自分が誰なのかも忘れて個の自分を自分だと信じるようになった。こうして偽物の自分が本当の自分になっていった）。

苦しみを生む思考もいってみれば、日常生活の中に浮かぶ数ある思考の中の一つにすぎません。

例えば、

「今日はハンバーグが食べたいな」

「わたしは○さんより劣っている」

「こんなこともできないわたしは価値がない」

「老後、孤独になるのはいやだ」

このような考えも、どれも思考というくくりでみると、同列に並べられるものです。

ワンネスの視点からみると、

「こんなこともできないわたしは価値がない」という思考のほうが深刻で、「今日はハンバーグが食べたいな」のほうが、たいして重要ではないということはなく、同じなのです。


全てが自分が作り出した思考、つまり思い込みです。そしてその思考を、疑うこともなく、信じているのです。でも心の深い部分では、それを信じる選択をしているということです。

それなのに、わたしたちは、「こんなこともできないわたしは価値がないので嫌だ。価値がある人間になりたい」といって、もがき苦しみ、葛藤するのです。

この時、心の微細な動きを観察するなら、そうではない考えを選ぶことが可能なのにもかかわらず、自分から、苦しみを生む思考をつかみにいっているのです。その結果、現実というスクリーンに映った映像では、自分には価値がないということを表している出来事がたびたび起こるのです。

なんだか、あまり嬉しいお話ではないですが、**いつだってわたしたちの夢は叶っているということが見えてきます。**

ここでは、ネガティブなことを例にだしましたが、反転させれば、あなたがポジティブなことで叶えたいことだって、やはり同じメカニズムで叶うのです。ここまで読み進めて理解していただいているので、そこについても、納得していただけると思います。叶っているとしても叶っていないとしても、それも実は願いどおりだということです。

もし叶っていないと思うことがあるなら、それは叶わなくしている思考をしっかりと受け入れていくことです（その方法は前章の香りを使った深掘りレッスンででできますので、ぜひ実践してみてください)。

わたしたちが人生と呼んでいるものは、たとえていうなら、スクリーンに映し出された映画に、自分なりの解釈と意味付けをして、喜劇や悲劇のストーリーをつくっているようなものです。

それをみて、ハラハラドキドキ、時には幸福や喜びを感じる体験ができているのです。これこそが、神の子が巨大な夢の世界の中で体験したかったことなのです。

このように、個人的無意識の思い込みが、個の自分の人生を作り出しています。

集合的無意識の思い込み

潜在意識の奥深くは一つの心に集約されています。ここでも、先ほどと同じように、何を信じているのか、どんな思考をもっているのかに着目していきます。例えば、わたしたちは、時間がある、空間がある、生命《いのち》あるものは生まれ死んでいく

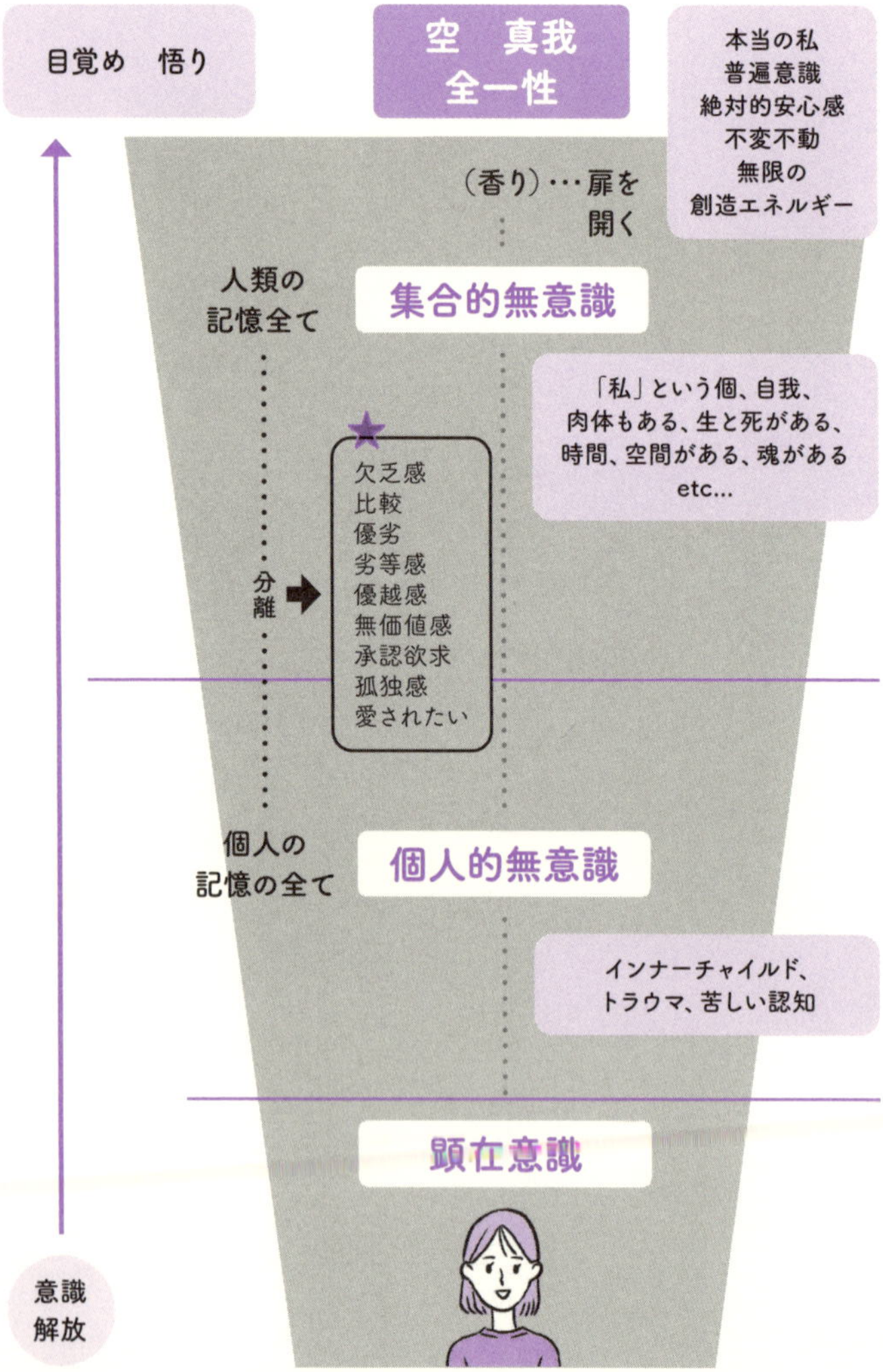
目覚め　悟り
空　真我
全一性
本当の私
普遍意識
絶対的安心感
不変不動
無限の
創造エネルギー
（香り）…扉を
開く
人類の
記憶全て
集合的無意識
「私」という個、自我、
肉体もある、生と死がある、
時間、空間がある、魂がある
etc…
分離
欠乏感
比較
優劣
劣等感
優越感
無価値感
承認欲求
孤独感
愛されたい
個人の
記憶の全て
個人的無意識
インナーチャイルド、
トラウマ、苦しい認知
顕在意識
意識
解放

……という考えを絶対的な真理だと思っています。実際にそれを目撃しているからであり、そう信じているのは当たり前のことです。でもそれも、ワンネスの視点からみれば、数ある考えの中の一つということができます。

こうやって、全ての思考を本当なの？と疑ってみることで、新たな世界がみえてきます。

ここまで、現実創造のメカニズムについておさらいをしました。

目覚めから遠ざかる2つの自我のワナ

思考は現実化する、思ったとおりになる。そのように聞くと、ちょっと嬉しい気持ちになる人も多いと思います。同時にネガティブなことを自分がつくっている。そう聞くと、ものすごくがっかりするという方もいると思います。

お金がいっぱい入ってきて、健康で、人間関係にも恵まれて、やりたいことも全部できて……そうやって願いが叶っても、いつか死を迎えなければいけないというこの世界。こんな矛盾を抱えながら生きています。

人生は、神の子のストーリーを知ると、この世界はどうせ夢だし、幻想なんだから、なんでもいいよ!どうせだったら楽しくやろう!くよくよしないようにしよう!そんな気持ちに誰もがなっていきます。

そして、どんな出来事もわざと軽くとらえたり、悪いことがあっても、これも学びだからいいことだったなどと、無理にポジティブにとらえようとしたりすることもあります。

わたしはこれを金メッキポジティブと呼んでいます。

その見分け方についてお話しします。

金メッキポジティブは一見すると目覚めに向かっているようではありますが、心の闇に蓋をして、ネガティブをみないようにしている状態なので、何か本当に辛いことがあったときには、耐えられないぐらいに動揺します。

だから、無理にポジティブ変換していないかを、自分の心にきいて、しっかりとチェックする必要があります。

ネガティブなものこそが、目覚めへの大切な扉ですので、そこを直視しないかぎり、本当の自分を思い出すことはありません。

モヤモヤした気持ちにしっかりと向き合っていくことが、何をおいても大切です。そして、前章でお伝えしたレッスンをとにかくやっていくのです。

もう一つ知っておいてほしいのは、誰もが、嫌な思いを少しでもしたくないし、感じたくないので、金メッキポジティブになっているということです。

ですから、わたしは大丈夫と油断せずに、自分をまっすぐ正直にみつめていくことが大切です。

モヤモヤを感じたら、「こんなことはなんでもない」と逃げずに、前章にある本当の願いを「深掘り」してみつけるレッスンをやってみてください。

例えば、信頼している仕事のパートナーが、約束を守ってくれなかったということとがあって、少しだけモヤッとしても、「小さなことだからなんでもない」としてしまうのではなく、どんな考えがあってモヤッとしたのかをみていくということです。

深掘りしていくと、「ないがしろにされて嫌だった」などの考えが出てくるはずです。さらにみていくと、「ないがしろにされている自分には価値がない」という考えが出てきたりします。

モヤモヤした理由は、「約束をやぶられたわたしには価値がない」と信じているからだったとわかります。

心の奥底で、「自分は価値ある存在だ」と感じていたいというのが願望です。

それがわかったら、「わたしは価値ある存在です」と潜在意識にインストールするとよいでしょう。

自己肯定感を高めるローズの香りをかぎながら、朝晩、鏡に向かってアファメーションしていくのもおすすめです。

そして、もう一つが虚無や絶望です。金メッキポジティブも、虚無や絶望も、両方とも、自我が目覚めたくないからこそ陥る典型パターンだと覚えておいてください。では虚無や絶望についてもお話ししていきます。

全てが夢なら何をやっても無駄なように感じるのは辛いことです。またどの考えも、どれも同じで、どちらが重要というのもない。そんな風に言われると、今こんなに辛いのに何を言うんだ！と怒りさえわいてくることもあります。

そして、どうせ何をやってもダメなんだと、なんとも言えない気持ちになっていくのです。

ただ、このように虚無や絶望を感じているのは、**目覚めにおいてはとても良い方向に向かっているサインです。**

なぜなら、自分の心の闇に気づいている状態だからです。そこで、子供がすねて不良になってしまうみたいにはならずに、心の闇をしっかりみていきましょう。

「何をやっても意味がない」と思っているとしたら、やはり、それもまた自分自身がつくりだした思考なのです。

なぜ、その思考を信じて離さないのか？を問いかけていきましょう。

そうすると、潜在意識は、

「何もしなければ、これ以上嫌な思いをせずに済む」

「何もしなければ、失敗することもないので傷つかなくて済む」

このような考えをもっています。


この時、何を望んでいるかというと、「傷つきたくない」ということです。そうしたら、そんな風に感じている自分をまるごと、

「わたしは傷つきたくないと感じているんだね。

そんな風に思っても全然大丈夫だよ。いいよ！」

と、あるがままの自分をそのまま受け入れ許してあげればいいのです。


虚無や絶望の奥にある願いを、ただそのまま許し受け入れる。その時に重苦しい気持ちから、ふっと軽くなり、なぜこんなに苦しんでいたのかと不思議なぐらい、目が覚めた感覚になります。これこそが、本当の自分（SELF）です。

モヤモヤや重苦しさを徹底的にみることでしか到達できない境地です。

これを丁寧に丁寧にやっていけば、一歩一歩着実に目覚めに向かいます。

ここでお伝えした2つの自我のワナは、最初は自分がワナに陥っていると、なかなかわかりづらいです。

練習を重ねて実践していけば、どんな人もすぐに、自分で気づけるようになります。

この人生で本当にやるべきことはシンプル

生きていることは楽しいこともたくさんありますが、辛いこともたくさんあります。

お金が欲しいといって、お金を稼ぎ、貯金もたくさんすると、お金があることでの安心や喜びを感じます。でもそれと同時に、お金が減るのが嫌だという失う苦しみももつことになります。

人生の中では、様々な人との出会いがありますが、出会った瞬間から、いつかどのような形かわかりませんが別れる日がきます。

そして、みんなに祝福されて生まれてきたけれども、一人残らず、確実に肉体を横たえる日がくると決まっています。

このように、わたしたちが生きている陰陽、二元の世界は、得ても失うなど喜びと悲しみが常に表裏一体です。諸行無常で永遠のものはなく、本当の意味で、どっしりと揺らぐことのない平安や安心がありません。

わたしのところに学びにくる生徒さんたちや、クライアントの方々も、毎日それぞれ、仕事にプライベートにそれなりに充実しているし、健康でもあるけれど、心の奥底には、苦しみや虚無を感じているとわたしにお話ししてくださいます。

一般的にいえば、今が苦しかったり、虚無感があったりすることは、良くないことと思われがちですが、わたしはすごく良い傾向だと感じるのです。

なぜなら、この世界が投影された原因は、罪、罪悪感、恐れから逃げ出すためだったからでした。

日常の中でネガティブ感情を感じるのは当たり前のこと。もっと手前の段階であれば、虚無感や苦しみといったネガティブ感情は、出来る限り臭い物に蓋をして感じないようにしてしまうものだからです。

ですからそれに気づいているという時点で、すでに、目覚めへの第一歩をスタートしているといえるのです。

中には、人生のどん底の体験を今しているという場合もあるでしょう。そのような出来事は、ネガティブ感情から逃れようとしても、逃れられず直視せざるを得ない状況におかれます。

実はそれは目覚めの視点でみれば、素晴らしいチャンスなのです。

このどん底の体験が起きている状況は本当に辛いし嫌なことです。

そして、それに苦しんでいる自分自身を否定したり、責めたり、こんな自分はダメだと自信を失ったりします。

でもその全てをまるごと受け入れ、許していくレッスンなのです。

これは、並大抵のことではなく、とても難しいことです。

お伝えしているわたし自身も、どんな状況でもこれができるわけではありません。そんな時は、それを受け入れられていない自分自身を外側からみつめて、その自分すらまるごと受け入れていく……繰り返し、出来事の大小にかかわらず、全てを受け入れ続けていくのです。

わたしたちが、本当に幸せになるために、人生をかけてやることは、実はこの練習なのです。

つまり誰もが目覚めるために、今ここにいるということです。

そんな風に日々をみつめてみると、ネガティブなことは目覚めへの、ありがたい気づきのサインにみえてくるようになります。

そしてわたしたちは、ネガティブなことがなければ、本当の自分に目覚めることができないのです。

ネガティブなことは、気分も下がり不快で辛いですが、香りの力も使いながらこれをしっかりみていくことだけをやればいい。そう思ってみると、それはウェルカムしたくなるような目覚めのサインにみえてきます。

誰もが本当の自分(SELF)に目覚める時代がきている

歴史上で悟りを開いた人というのは何人かいますが、雲の上の存在で一般のわたしたちには関係がないというイメージがあるかと思います。でも、今はインターネットの世界で、一瞥体験をした人の体験談などもたくさんみられるようになっているので、真理を垣間見る人は確実に増えています。

人生のどん底を経験したときに、一瞥体験をしたという方も多いです。価値観が多様化、細分化しています。

それだけ、一人ひとりが、周囲と同一化するのではなく、本当の自分（SELF）に正直になっていく時代です。そういう意味では、真に本物志向の時代ともいえます。

人間関係、仕事、健康、お金、それらの全てが満たされることが幸せだと、今まで多くの人が信じていました。

物質的にも、精神的にも足りないものを全部手に入れて、豊かさを手に入れました。そこがゴールだと思って、一生懸命走ってきて、ゴールにたどりついたのに、まだ満たされない自分がいます。

そんな自分に正直になって、**わたしは幸せじゃないと認めたときに、新しい扉が開いていく**のです。

前章でお伝えしたレッスンをやっていけば、どんな人でも確実に目覚めに近づいていきます。一瞥体験が起こる場合もあるでしょう。

あとは実践するだけです。本当の自分を思い出すのは、社会的な地位や能力などは一切関係ないです。また、いい人とか人格者である必要も全くありません。

とにかく、自分の中にあるネガティブ感情をしっかりと直視して、受容することを続けていけば、必ず、みえてくるものがあります。

そして、本当の自分（SELF）に目覚め、ワンネスに戻ったとき、生まれることも死ぬこともなく、自由で軽やかな愛に満ちて、今ここにありつづけることになります。

それが本当の幸せです。

これからの時代は間違いなく、一瞥体験をする人や完全に目覚めている人が増えてくるとわたしは確信しています。そのための指南書にこの本がなれば嬉しいです。

最後までお読みいただきありがとうございます。

ここまで読んでくださったあなたなら、自分という存在は、思ったことを現実化するすごい潜在能力があることに、確信を持っていただけたのではないかと思います。


夢を叶えるとき、とにかくポジティブにならなければいけない。そう思い込んで苦しんできた方をたくさんみてきました。

無理にポジティブになろうとしても、どうしてもなれない心の葛藤は、ますますネガティブ感情を膨らませ、辛くなってしまうものです。


自己啓発や引き寄せの法則の世界では、ネガティブ感情をいかに消すか、紛らわすかということが盛んにいわれています。

でも、心の中にそれがある限り、目には見えなくても確かに存在し、かき消すことはできないのです。

自分の心に素直になる。自分にとことん正直になる

そのようにしてみると、ネガティブ感情との付き合い方も変わってきます。

浮かんできたネガティブ感情を邪魔者扱いしないで、まっすぐに見つめ、そのまま、優しく受け入れていくことが大切なのです。

しっかりと、それを迎え入れたとき、浄化され、力を失って消えていきます。

これができるようになると、逆説的なのですが、さらに願いが叶う体質に圧倒的にバージョンアップすることができます。

わたしは、極度のストレスからうつ病を患った時期がありました。一日も早く完治したいという思いで必死だった頃、うつ病にアロマがいいということを知ったのです。

子供の頃から香りが大好きだったわたしは、早速アロマテラピーを勉強し実践していきました。

気持ちが落ち込んで何もやる気が出ないとき、グレープフルーツやローズマリーの香りをかぐと、なぜか積極的に行動できるようになったり、病気で自信を失っているときに、ローズの香りを使って、自信を取り戻すことができたり……

生活の様々なシーンに香りを取り入れることで、わたしのうつ病は完治していきました。

この経験を通して、香りが心に与える影響の大きさを実感しました。

その後は香りが潜在意識の扉を開いて、願いを叶えていく「潜在意識アロマⓇ」を開発し、多くの人の夢を叶えるお手伝いを生業とするようになっていきました。

願望実現法だけでなく、本当の自分（SELF）に目覚め、「悟り」やワンネスに至る道のりにも香りを使うことが効果的なので、本書では色々なレッスンをご紹介しています。

香りの力は科学的に、そして神秘的にあなたに働きかけ、まだ見たことのない新しい扉を開けるサポートをしてくれます。

ここから、さらにあなたが自分らしく花開いていくことを心から願っています。よかったら、私の無料メール講座「夢を叶えるアロマの始め方」にもご登録いただければと思います。こちらではアロマの効果を知ることができ、みなさんの夢へのあと押しをします。

メルマガ

こうして、香りと潜在意識と悟りについての本が書けたことに、心からの喜びを覚えています。本書を記すにあたって、潜在意識アロマ®の受講生の方々、クライアントの方々にも感謝を申し上げます。

最後になりましたが、香りと潜在意識と悟りについての本が書きたいとお話ししたところ、ご縁をいただいたＫＡＤＯＫＡＷＡの伊藤編集長、そして編集の大賀さん、ありがとうございました。関わってくださった皆様に、心より深くお礼申し上げます。

２０２４年10月吉日　森江帆乃香

森江 帆乃香（もりえ ほのか）
潜在意識アロマ®開発者。一般社団法人アロマカウンセリングコーチ協会代表理事。
潜在意識アロマセラピスト各資格取得コース主宰。30年前にアロマに出会い香りと脳の関係に感銘を受ける。脳科学、精油の薬理作用、生理学、心理学から研究と実践を重ね、2013年独自メソッド「潜在意識アロマ®」を開発。自ら実践すると月商2万円から予約取れずキャンセル待ちの人気セラピストに。約20,000名以上がその効果を体感。「夢を叶えるアロマの使い方」は数万人以上が受講。

カバーイラスト：新木しょうご
装丁、本文デザイン：白畠かおり
DTP：G-clef

香《かお》りが潜在意識《せんざいいしき》を解《と》き放《はな》つ

2024年12月12日　初版発行
2025年1月10日　再版発行

著者／森江《もりえ》　帆乃香《ほのか》

発行者／山下　直久

発行／株式会社KADOKAWA
〒102-8177　東京都千代田区富士見2-13-3
電話0570-002-301（ナビダイヤル）

印刷所／大日本印刷株式会社

製本所／大日本印刷株式会社

●お問い合わせ
https://www.kadokawa.co.jp/（「お問い合わせ」へお進みください）
※内容によっては、お答えできない場合があります。
※サポートは日本国内のみとさせていただきます。
※Japanese text only

定価はカバーに表示してあります。

ISBN 978-4-04-607051-7　C0030